Diana Patricia Calixto Morales

Más allá del aula: Explorando la Farmacología

Diana Patricia Calixto Morales

Más allá del aula:
Explorando la Farmacología

Experiencias inmersivas de Simulación Clínica

Editorial Académica Española

Imprint
Any brand names and product names mentioned in this book are subject to trademark, brand or patent protection and are trademarks or registered trademarks of their respective holders. The use of brand names, product names, common names, trade names, product descriptions etc. even without a particular marking in this work is in no way to be construed to mean that such names may be regarded as unrestricted in respect of trademark and brand protection legislation and could thus be used by anyone.

Cover image: www.ingimage.com

Publisher:
Editorial Académica Española
is a trademark of
Dodo Books Indian Ocean Ltd. and OmniScriptum S.R.L publishing group

120 High Road, East Finchley, London, N2 9ED, United Kingdom
Str. Armeneasca 28/1, office 1, Chisinau MD-2012, Republic of Moldova, Europe
Printed at: see last page
ISBN: 978-620-0-01123-7

Más allá del aula: Explorando la farmacología con experiencias de simulación clínicas inmersivas

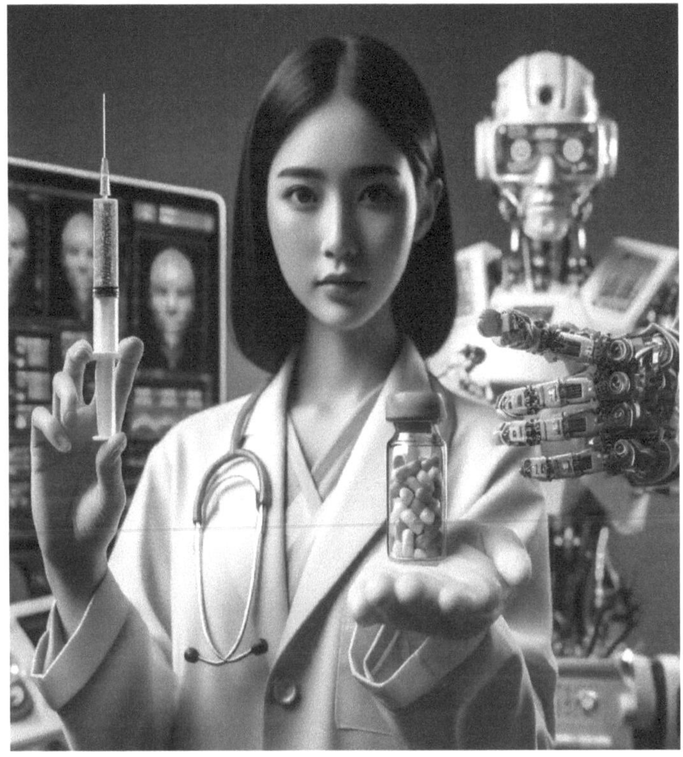

Midjourney. (2024). Prompt: Healthcare professional using drugs in clinical simulation [Imagen generada por IA]. Midjourney. https://www.midjourney.com

RESUMEN

Al imaginar un mundo donde la farmacología y sus fases dentro de la medicina cobran vida, un gran escenario en el cual se puede experimentar la emoción de vivenciar, reflexionar, actuar y salvar vidas a partir del desafío de tomar decisiones difíciles en un escenario programado por sesiones, que garantice seguridad y control por parte del docente a partir de la simulación clínica con enfoque farmacológico. Es posible con este libro de Simulación Clínica: Farmacología Inmersiva.

Contiene cinco unidades en las que se aborda de manera intencional temáticas para el escenario clínico simulado. La U1 contiene los fundamentos de la monitorización de Signos Vitales en relación con fármacos. En la U2 se revisa el Uso de Dispositivos de Administración de Medicamentos de vía Enteral y parenteral. La U3 enfatiza en las Formas Farmacéuticas apartir de su clasificación. En la U4 se revisan los Efectos Farmacológicos desde la definición y características de los Efectos Colaterales, Efecto Placebo, Efecto Nocivo, Efecto Adversos, Efecto Letales, Efecto Mutagénico, Efecto Teratogénico, Efecto Carcinogénico y por último la U5 aspectos de importancia de la Farmacodinamia.

Mediante escenarios realistas y casos prácticos, los estudiantes interactúan continuamente con medicamentos y comprenden sus mecanismos de acción de manera gradual. Cada avance en el desarrollo de casos clínicos se acompaña de un realismo palpable en los efectos farmacológicos, lo que permite a los futuros profesionales tomar decisiones efectivas y observar el impacto directo de sus acciones en el tratamiento de su paciente. Esta metodología no solo fomenta la adquisición de conocimientos, sino que también les brinda la oportunidad de aprender de sus errores en tiempo real, mientras se enfrentan a las reacciones fisiológicas con el apoyo de simuladores clínicos avanzados.

En este libro podrán experimentar con cero riesgos cada sesión de simulación práctica, además tendrá cada estudiante de manera individual y con sus pares, la oportunidad de aumentar destreza, habilidad y pensamiento crítico en un espacio dotado de los recursos innovadores que aportan seguridad y confianza. Ahora comienza a descubrir una nueva forma de aprender con este viaje dentro de la Simulación Clínica por medio de la Farmacología en acción y así convertirse en un profesional de la salud excepcional. ¿Estás listo para la aventura?

PALABRAS CLAVES: Simulación Clínica, Experiencia Inmersiva, Debriefing en Simulación. Aprendizaje Activo, Farmacológica

ABSTRACT

Imagine a world where pharmacology and its phases within medicine come to life. A grand stage where you can experience the excitement of living, reflecting, acting, and saving lives from the challenge of making difficult decisions in a structured, session-based environment that ensures safety and control by the instructor through pharmacological-focused clinical simulation. This is possible with this book, "Clinical Simulation: Immersive Pharmacology."

It contains five units that intentionally address topics for the simulated clinical scenario. Unit 1 covers the fundamentals of monitoring Vital Signs in relation to drugs. Unit 2 reviews the Use of Drug Administration Devices for enteral and parenteral routes. Unit 3 emphasizes Pharmaceutical Forms based on their classification. Unit 4 reviews Pharmacological Effects from the definition and characteristics of Side Effects, Placebo Effect, Harmful Effect, Adverse Effect, Lethal Effect, Mutagenic Effect, Teratogenic Effect, Carcinogenic Effect, and finally, Unit 5 covers important aspects of Pharmacodynamics.

Through realistic scenarios and practical cases, students will continuously interact with patient models through simulated studies of different clinical environments and gradually recognize drugs and mechanisms of action. Each step taken in the development of clinical cases and the realism of pharmacological effects will allow students to make decisions and have a real impact on their skills as future professionals, enabling them to learn from their mistakes simultaneously with the physiological reactions of the Simulator clinical.

In this book, students will be able to experiment with zero risk in each practical simulation session. Each student, both individually and with their peers, will have the opportunity to enhance their dexterity, skill, and critical thinking in a space equipped with innovative resources that provide safety and confidence. Now, start discovering a new way of learning with this journey into Clinical Simulation through Pharmacology in action, and become an exceptional healthcare professional. Are you ready for the adventure?

KEYWORDS: Clinical Simulation, Immersive Experience, Simulation Debriefing. Active Learning, Pharmacology.

AUTORA

DIANA PATRICIA CALIXTO MORALES
Enfermera UPTC. MSc. Farmacología Básica y Clínica. PhD en Educación. Profesora Asistente de la Universidad Pedagógica y Tecnológica de Colombia, Tunja. Docente e investigadora con trayectoria profesional en el cuidado paciente renal y adulto crónico. Grupo de Investigación: GIGAS. ORCID: https://orcid.org/0000-0002-7453-1934
diana.calixto@uptc.edu.co

AFILIACIÓN INSTITUCIONAL Y DESCRIPCIÓN ABREVIADA DEL CURRÍCULO VITAE

Diana Calixto es Doctora en Educación, Magister en Farmacología Básica y Clínica. Profesor titular de la Facultad de Estudios a Distancia de la Universidad Pedagógica y Tecnológica de Colombia (UPTC). Líneas de investigación actuales son afines con el área disciplinar de salud y farmacología en educación superior pregrado y posgrado.

INDICE

Más allá del aula: Explorando la farmacología con experiencias de Simulación Clínica Inmersivas

En la educación universitaria los futuros profesional de la salud que se encuentran cursando espacios curriculares en semestres avanzados en donde la práctica requiere del desarrollo de habilidades interpretativas, argumentativas, conceptuales y progresión en el grado de habilidad y dominio en la ejecución de procedimientos y para esto la Simulación Clínica ha surgido como una herramienta fundamental para el aprendizaje, aportando al proceso de formación de los estudiantes al experimentar situaciones realistas y desafiantes en un entorno controlado (Savage, 2021). Este libro, creado desde la experticia en la materia, invita a los estudiantes a sumergirse en un universo de experiencias inmersivas donde la farmacología cobra vida en cada una de sus etapas. La simulación clínica no solo brinda conocimientos teóricos, sino que también permite a los estudiantes desarrollar habilidades prácticas y tomar decisiones clínicas importantes. En su contenido aparece el propósito de la Simulación Clínica desde un abordaje desde Farmacología frente a las necesidades pedagógicas en las áreas de la salud, el planteamiento de los objetivos de la Simulación Clínica de Farmacología y las generalidades de utilidad pedagógica con el uso de simuladores clínicos.

En estos escenarios simulados he considerado pertinente aplicar la técnica de la deconstrucción, también conocida como *debriefing*, dada la participación de estudiantes, docente y simulador en el desarrollo progresivo de casos clínicos dado que ofrece en el contexto enseñanza aprendizaje una herramienta clave en la comprensión de la farmacología a través de la simulación clínica. (Dreyfus, H. L. et all. 2015).

La deconstrucción viene aportando valiosos resultados y es hora de incluirla en la enseñanza de la farmacología involucrando todas sus facetas dentro de la simulación clínica. (Jonás, S. 2013). El debriefing permite que los estudiantes gestionen paulatinamente cada experiencia simulada basándose en su propio aprendizaje, fortalezcan a través del aprendizaje autónomo, el pensamiento crítico y tomen de decisiones clínicas, además promueve el afianzamiento del aprendizaje, la participación entre pares y el análisis de temáticas afines. Por esto, esperamos que este libro induzca a los estudiantes de ciencias de la salud al utilizar esta técnica en escenarios de simulación clínica de farmacología, puedan desarrollar habilidades asistenciales y una posición argumentativa más profunda de la farmacología básica y clínica. (Moon, J. A. 2013).

En las diversas sesiones en los laboratorios de simulación, en donde la realización de procedimientos, aplicación de técnicas y entrenamiento de los estudiantes, los lleva de manera significativa a experimentar varias reacciones en algunas escalas leves o moderas como son: duda, confusión, alteración, frustración, miedo, timidez, confianza, valentía, calma, angustia, entre otros como bien lo hemos presenciado los docentes al enfrentar al estudiante ante una ejecución ante el simulador. Es por eso que el *debriefing (deconstrucción),* reúne como técnica un parámetro que suaviza a manera de discusión reflexiva y guiada sobre la experiencia de simulación de los estudiantes, así, cada vez se pueden analizar en conjunto: medir desempeño, identificar errores y estrategias de mejora (Cheng et al., 2022). El *debriefing* permite a los estudiantes hacer un alto frente a su propio aprendizaje y desarrollar habilidades de pensamiento crítico y toma de decisiones clínicas.

En el interior del libro se plantea en cada unidad la aplicación de ésta técnica de *deconstrucción* en los encuentros de simulación clínica de farmacología, al ser relevante cada uno de los momentos planteados en cada sesión, dado que en la fascinante ciencia de la farmacología aparecen repentinamente acciones y efectos farmacológicos que en su mayoría tienen a ser del orden adverso lo cual requiere que el grupo de estudiantes que desarrollen este contenido en sus prácticas simuladas, logren hacer un análisis del uso y los efectos de los medicamentos en diferentes situaciones clínicas (Doria et al., 2023). A través del debriefing, los estudiantes pueden discutir los resultados de su simulación y reflexionar sobre cómo sus decisiones farmacológicas afectaron al paciente virtual. Esta reflexión permite a los estudiantes desarrollar habilidades de toma de decisiones clínicas informadas y aumentar su comprensión de la farmacología básica y clínica en sus prácticas reales.

Contiene cinco unidades en las que se aborda de manera intencional temáticas generales y su integralidad con el escenario clínico simulado, comienza con la Unidad

UNO que contiene los fundamentos de la Farmacología con uso de Equipamiento Clínico en la que se revisa la monitorización de Signos Vitales en relación con fármacos, implementación de Elementos de Protección Personal – EEP e interpretación de Parámetros y Acciones Correctivas. Continua con la definición y alcance de la farmacología profundizando en las ramas de la Farmacología y tipología, fases del proceso Farmacocinético: Parámetros de la Farmacocinética: Absorción considerando los mecanismos de absorción de fármacos y los factores que afectan la absorción de fármacos. Distribución en donde se identifican los compartimentos de distribución y las barreras de distribución. Metabolismo y el proceso de biotransformación, principales vías metabólicas y factores que afectan el metabolismo de fármacos. Excreción y la participación de órganos principales de excreción y procesos de excreción de fármacos.

En la Unidad DOS se revisa el Uso de Dispositivos de Administración de Medicamentos en la práctica de Simulación de Enteral: Vía Oral a partir de la preparación y administración de comprimidos y cápsulas, técnica correcta de administración de líquidos orales, uso de dispositivos médicos orales de medicamentos de administración oral y cálculo de dosis: Conversión de dosis prescrita a dosis administrada y Cálculo de la dosis basado en el peso del paciente. Luego se contempla la práctica de Simulación de Vías Parenterales: Subcutáneas e Intramusculares, identificación de los sitios de punción subcutánea e intramuscular, preparación de la dosis y del dispositivo médicos de administración (jeringa y aguja), técnica adecuada de inyección subcutánea e intramuscular, manejo seguro de desechos y procedimientos posteriores a la administración y cálculo de dosis: Determinación de la cantidad de medicamento a administrar según la concentración del medicamento y la prescripción médica y ajuste de la dosis según la edad, peso y estado clínico del paciente. Además esta incluida la temática de los simuladores de Vías Parenterales: Intravenosas, identificación de los diferentes tipos de Vías Venosas (periférica, central), selección y preparación del equipo de administración , características y Técnicas de punciones parenterales, administración segura y controlada de medicamentos intravenosos y cálculo de dosis: Cálculo de la velocidad de infusión basado en la dosis prescrita y el tiempo de administración y determinación de la dosis total requerida para una infusión continua durante un período específico.

En la Unidad TRES se enfatiza en las Formas Farmacéuticas a partir de su clasificación y tipos comenzando por las Formas Farmacéuticas Sólidas teniendo en cuenta la biodisponibilidad, disgregación, disolución, desintegración, dosificación, estabilidad, transporte y almacenamiento; de las Formas Farmacéuticas Semisólidas se tiene en cuenta la aplicación tópica y local, Previa prueba de sensibilidad - PPS, potencia, eficacia y seguridad; de las Formas Farmacéuticas Líquidas se resalta el almacenamiento, cadena de frío, técnica aséptica, absorción y eficacia y de las Formas Farmacéuticas Gaseosas se profundiza en la biodisponibilidad, seguridad, potencia, eficacia, absorción y uso de dispositivos médicos adicionales.

Luego de todo este panorama entramos a la Unidad CUATRO para revisar los Efectos Farmacológicos desde la definición y características de los Efectos Colaterales, Efecto Placebo, Efecto Nocivo, Efecto Adversos, Efecto Letales, Efecto Mutagénico, Efecto Teratogénico, Efecto Carcinogénico; aunado a esto reconocer como un proceso relevante la Falla Terapéutica relacionada con PRM Y RNM y RAM. EN la última Unidad CINCO se revisan los parámetros de la Farmacodinamia, su relación entre la farmacodinamia y la farmacocinética, las fases de la Farmacodinamia, la unión del fármaco a su receptor y los conceptos de afinidad y especificidad.

El interés pedagógico de los autores es promover el aprendizaje activo y la participación de los estudiantes en el proceso de enseñanza-aprendizaje haciendo uso de la técnica de la deconstrucción (Savage, 2021). De igual manera fomentar y reforzar en los estudiantes la interacción con sus pares y el debate en los distintos enfoques y estrategias de simulación, en conclusión afianzar el aprendizaje colaborativo y el desarrollo de habilidades comunicativas efectivas, habilidades esenciales para los futuros profesionales de la salud.

A. PROPÓSITO DE LA SIMULACIÓN CLÍNICA: UN ABORDAJE DESDE FARMACOLOGÍA

Con este interesante abordaje armónico de una amplia gama de recursos adicionales, como bibliografía recomendada, enlaces y referencias útiles, y capacitación adicional del paso a paso con el uso de los laboratorios de simulación clínica, esto ayudará a profundizar los conocimientos y convertir al lector en un actor hábil en simulación clínica.

Este libro tiene como propósito principal impulsar una estrategia pedagógica innovadora y didáctica en el campo de la simulación clínica para estudiantes del área de la salud, con un enfoque específico en la farmacología básica y clínica.

La intensión de la autora de complementar la formación tradicional de los estudiantes de las áreas de la salud, con experiencias prácticas inmersivas que les permitan aprender de forma vivencial y significativa cada uno de los aspectos relacionados con la farmacología, desde la farmacocinética y farmacodinamia hasta la aplicación de la terapia farmacológica en diferentes procesos clínicos que afronta un paciente, se logran por medio de ésta estrategia pedagógica que se basa en la creación de escenarios simulados que reflejan situaciones reales a las que se enfrentarán los futuros profesionales de la salud. Estos escenarios estarán acompañados de lecturas, guías, trabajo colaborativo, cambio de roles y otras actividades que de manera gradual permitan la construcción del aprendizaje en cada uno de los estudiantes, desarrollar las habilidades y competencias necesarias para una práctica profesional segura y eficaz.

Te invitamos a embarcarte en este viaje de aprendizaje sin precedentes. A través de la simulación clínica, se crea un lazo fuerte entre la responsabilidad, la bioética y el dominio como futuro profesional en salud. Estarás preparado para afrontar desafíos que se presenten en tu camino. Bienvenidos al apasionante mundo de la simulación clínica desde la farmacología y actúa como el profesional de la salud que esta sociedad espera.

Aprende y sigue...

En el aula de simulación, donde el conocimiento florece,

Se teje el verso del aprendizaje en colores diversos.

Colaboración y reflexión, pilares que sostienen,

El proceso de crecer, donde los estudiantes se enriquecen.

El libro, un faro, guía en la travesía,

Transformando el enseñar, en poesía.

Farmacología, arte de curar con ciencia,

En cada página, una nueva esencia.

Que el aprendizaje sea completo y profundo,

Significativo y memorable, en cada segundo.

Así se forja el futuro, con versos de verdad,

En la profesión de salud, donde la sabiduría brota en realidad.

Anónimo!

B. **TRANSFORMANDO LA ENSEÑANZA DE LA FARMACOLOGÍA A TRAVÉS DE LA INNOVACIÓN EN LA SIMULACIÓN CLÍNICA CON SIMZONE**

La simulación clínica se ha convertido en una herramienta esencial en la formación de los futuros profesionales de la salud, especialmente en el ámbito de la farmacología. Este enfoque permite a los estudiantes experimentar situaciones realistas dentro de un entorno controlado, lo que es crucial para el desarrollo de habilidades prácticas y la toma de decisiones clínicas efectivas.

En dónde?   En entornos de aprendizaje controlados de simulación clínica que proporcionan un ambiente seguro donde los estudiantes pueden practicar sin el riesgo de causar daño a pacientes reales. Esto es particularmente importante en farmacología, donde la técnica de la administración de medicamentos y cada una de sus fases demuestre la destreza o no evitando consecuencias graves. As así, como los estudiantes pueden interactuar con escenarios clínicos que reflejan situaciones del mundo real, permitiéndoles aplicar conocimientos teóricos a la práctica.

Cómo?   Con la aplicación de Modelos de Enseñanza actuales han evolucionado para integrar la simulación clínica como una estrategia pedagógica central. La técnica del debriefing o deconstrucción se utiliza para reflexionar sobre las experiencias simuladas, permitiendo a los estudiantes analizar su desempeño, identificar errores y discutir estrategias de mejora. Este proceso no solo mejora el aprendizaje individual, sino que también fomenta el trabajo en equipo y el pensamiento crítico. (Sáenz-Campos et all. 2020).

Las SimZones introducidas por Roussin y Weinstock, representan un sistema organizado para el aprendizaje basado en simulación, dividido en cuatro zonas (0 a 4). Cada zona tiene un enfoque pedagógico diferente:

Manos a la obra!

SIMZONE	ENFOQUE	OBJETIVO	ACTIVIDAD	CASOS EXITOSOS
0	APRENDIZAJE VIRTUAL	Proporcionar conocimientos básicos sobre farmacología y procedimientos según la técnica requerida. Realimentar con acompañamiento virtual por medio de retroalimentación, enfocada en el conocimiento básico.	Módulos de e-learning sobre farmacología básica, videos tutoriales sobre estabilidad, composición, características organolépticas de los medicamentos, vías de administración, técnicas de preparación, cálculo de dosis, uso de dispositivos médicos acorde a la vías de administración, valoración de efectos adversos RAM y mecanismos de acción, registros y farmacovigilancia activa.	Estudiantes que completaron el módulo reportaron un aumento del 30% en la comprensión de conceptos básicos.
		Aplicar habilidades básicas aprendidas en un entorno	Diversidad de talleres prácticos guiados e intencionados en el entorno clínico	Un grupo de estudiantes logró administrar correctamente medicamentos en un

1	SIMULACIÓN CON INSTRUCTOR	clínico simulado frente a un docente. Desarrollar competencias en la valoración del paciente para considerar la vía de administración de medicamentos mas segura y conveniente según el tipo de tratamiento requerido .	simulado que permita el proceso desde su inicio, preparación, dosificación, y administración de medicamentos enterales, parenterales, tópicos y gaseosos a partir de casos clínicos donde se varia las condiciones del paciente (gestante, lactante, inconsciente, adulto mayor, etc.), reconocimiento de los 10 correctos en la administración de medicamentos y monitoreo de los signos vitales.	95% de los casos simulados.
2	Escenarios Complejos	Manejar situaciones clínicas complejas que requieren integración de conocimientos y habilidades. Desarrollar habilidades en la identificación y manejo de efectos farmacológicos, manejo, acciones, registro, trabajo colaborativo según el rol.	Simulaciones de casos clínicos retadores que estimulen la comunicación terapéutica y asertiva, el trabajo en equipo, acciones y directrices enfocadas a la atención pre, durante y post terapia farmacológica, identificación de reacciones adversas a medicamentos, discusión y toma de decisiones considerando la farmacocinética y el efecto en las poblaciones especiales (neonatos, ancianos), y resolución de problemas relacionados con la dosificación.	Estudiantes identificaron correctamente y actuaron frente a la aparición de los efectos adversos en un 90% de los escenarios simulados.
3	Evaluación Avanzada	Medir competencias	Escenarios de simulación que	Los estudiantes mejoraron su capacidad

		clínicas avanzadas y capacidad para tomar decisiones informadas. Evaluar el impacto de las decisiones farmacológicas en el paciente simulado. Evaluación y reflexión sobre competencias clínicas avanzadas.	requieren una evaluación exhaustiva del desempeño, análisis post-simulación (debriefing) sobre decisiones farmacológicas, discusión sobre el uso seguro y efectivo de medicamentos en situaciones críticas, y reflexiones sobre la ética en la práctica farmacéutica.	para tomar decisiones críticas en un 80% tras las sesiones de evaluación.
4	Integración y Liderazgo	Fomentar la integración de conocimientos teóricos y habilidades prácticas, incentivar el liderazgo en situaciones clínicas complejas, fortalecer la toma de decisiones. Desarrollar habilidades para trabajar en equipos según el juego de roles.	Simulaciones que involucran la colaboración con otros profesionales de la salud (médicos, enfermeros), gestión de crisis en entornos clínicos, liderazgo en la toma de decisiones grupales, y análisis crítico del impacto de las decisiones interprofesionales en los resultados del paciente.	Se reportó una mejora del 85% en el trabajo colaborativo entre estudiantes tras participar en simulaciones interprofesionales.

EdutekaLab. Idea (2024). "Explorando la Farmacología: Fundamentos y Procesos Farmacocinéticos". Edición: Calixto-Diana

Este modelo de las SIMZONES permite a los educadores estructurar el aprendizaje progresivamente, asegurando que los estudiantes desarrollen competencias desde lo básico hasta niveles más complejos. (Firpo et all. 2022).

Por qué?   Son varios los beneficios del uso de simulación clínica en integración con el espacio curricular de Farmacología pues ofrece múltiples resultados, como:

- Avance en las habilidades prácticas de los estudiantes al contar con el escenario para practicar aquellos procedimientos y técnicas clínicas por ejemplo la administración de medicamentos sin riesgo para pacientes reales.

- Incrementa el pensamiento crítico gracias a la reflexión post-simulación (debriefing), puesto que coayuda a los estudiantes a evaluar sus decisiones y mejorar su razonamiento clínico.

- Promover el aprendizaje colaborativo por medio de sesiones de simulación en la interacción entre pares, lo que es fundamental para el desarrollo profesional en el área de salud.

- Integración Teórica y Práctica La simulación permite a los estudiantes conectar conceptos teóricos con situaciones prácticas, mejorando así su comprensión general. (Carvajal et all. 2023).

C. OBJETIVOS DE LA SIMULACIÓN CLÍNICA DE FARMACOLOGÍA

Promover un enfoque centrado en el estudiante y cambiar el paradigma tradicional de enseñanza hacia un modelo donde los estudiantes sean los principales protagonistas de su propio aprendizaje. Se pretende que los estudiantes construyan conocimientos a partir de experiencias, reflexiones y diálogos colaborativos, bajo la guía del facilitador (profesor). La simulación clínica se utilizará como una herramienta que permita a los estudiantes explorar, experimentar y aplicar activamente los conceptos farmacológicos, fomentando así un aprendizaje más profundo y significativo.

Este objetivo de desarrollar competencias transversales, se enfoca en el desarrollo de habilidades y cualidades que se extienden a las disciplinas específicas y son fundamentales para el éxito profesional en el campo de la salud. Se busca que la simulación clínica contribuya al desarrollo de habilidades comunicacionales, trabajo en equipo, toma de decisiones, resolución de problemas y autonomía, entre otras competencias transversales necesarias para enfrentar contextos profesionales y personales diversos.

Este objetivo apunta a superar la brecha entre la teoría y la práctica en la formación de profesionales de la salud al integrar el conocimiento teórico-práctico mediante el uso de la simulación clínica. Se pretende que los estudiantes no solo adquieran conocimientos teóricos sobre farmacología, sino que también puedan aplicarlos en ambientes clínicas simuladas, desarrollando habilidades prácticas y alcanzando una comprensión más profunda de los conceptos.

Adicionalmente poder evaluar la percepción y efectividad de la simulación clínica por parte de los estudiantes sobre la simulación clínica como estrategia de enseñanza y su impacto en la adquisición de competencias transversales. Se pretende realizar una evaluación exhaustiva de la efectividad de la simulación clínica en el desarrollo de habilidades y en la preparación de los estudiantes para enfrentar situaciones asociadas al tratamiento farmacológico y la atención de la salud por medio de rúbricas holísticas, de observación o de autoevaluación y coevaluación que permiten evidenciar el desempeño, propio trabajo o el de sus compañeros y describen los desempeños que deben cumplirse para completar una tarea, define el logro o no de lo que realice en cada proceso de la sesión y aquello que puede mejorar.

Este conjunto de objetivos va a permitir que se ajusten los propósitos temáticos que están referidos en la guía a desarrollar sesión tras sesión en la simulación clínica para que se aborde las necesidades pedagógicas en el área de la Farmacología y contribuya al desarrollo integral de los estudiantes de salud.

I.   **UNIDAD UNO. FUNDAMENTOS DE LA FARMACOLOGÍA CON USO DE EQUIPAMIENTO CLÍNICO**

1. Monitorización de Signos Vitales en relación con fármacos
1.1 Implementación de Elementos de Protección Personal – EEP
1.2 Interpretación de Parámetros y Acciones Correctivas

SESIONES DE SIMULACIÓN CLÍNICA CON ENFOQUE DESDE LA FARMACOLOGÍA

INTRODUCCIÓN

Este plan de sesión práctica en simulación se centra en el aprendizaje activo basado en casos clínicos simulados para que los estudiantes de Ciencias de la Salud, desarrollen habilidades progresivamente hasta lograr dominarlas y junto con la adecuada interpretación de signos vitales implementen acciones correctivas apropiadas en situaciones de emergencia. Se utiliza situaciones planeadas de simulaciones clínicas interactivas y prácticas para que los estudiantes puedan integrar sus conocimientos a partir de lecturas previas para luego en un entorno realista, mejorar sus habilidades de toma de decisiones.

Duración: 2 sesiones de clase de 4 horas cada sesión.

Objetivos de las sesiones de la unidad

- Comprender la importancia de la monitorización de signos vitales a través de la simulación, en la que el estudiante haga la reflexión sobre cómo los signos vitales reflejan el estado del paciente, influyendo en diagnósticos y tratamientos.

- Adquirir habilidades para la interpretación de parámetros de signos vitales al momento de aplicar la técnica de cada uno de los signos y el uso correcto de los dispositivos médicos que le permitan analizan los resultados, destacando su relevancia en la toma de decisiones clínicas.

- Aprender a identificar situaciones de emergencia mediante signos vitales en la que los estudiantes en equipo con sus pares discuten cambios en signos vitales que indican emergencia vital, promoviendo respuestas rápidas y adecuadas.

- Desarrollar capacidad para decisiones y acciones correctivas en situaciones críticas donde los estudiantes frente al paciente simulado pueda interiorizar y aumentar su capacidad reflexiva y logre la toma de decisiones y acciones durante las simulaciones, identificando áreas de mejora y estrategias para enfrentar situaciones críticas de manera efectiva.

Requisitos:
- Uso de la técnica correcta de los signos vitales (frecuencia cardiaca, frecuencia respiratoria, tensión arterial, saturación de oxígeno y temperatura).
  - Comprensión de la importancia de la monitorización de signos vitales en el cuidado de pacientes.

SESIÓN UNO. Monitorización de Signos Vitales – SV y su interpretación.

Parte Uno. Aprendizaje Colaborativo

Actividad 1: Introducción a la interpretación de los Signos Vitales **(1 hora)**

En esta actividad, los estudiantes recibirán una introducción teórica sobre la importancia de la monitorización de signos vitales. Se les dará oportunidad de reconocer definiciones, cifras, alteraciones y consideraciones de los signos vitales los que reflejan el estado del paciente y su influencia en el diagnóstico y tratamiento. Se proporcionarán casos clínicos para análisis y reflexión.

Para enriquecer esta actividad y promover un aprendizaje más interactivo, se dispone de un recurso tecnológico del cual dispone la Universidad que permite la adaptación del contexto teórico al proceso práctico como herramienta de aprendizaje adaptativo, que permite a los estudiantes realizar ejercicios integrados de identificación y toma y análisis de los diferentes signos vitales. Esto le brinda una realimentación inmediata y adaptada a su nivel de conocimiento, reforzando la comprensión de los conceptos.

Actividad 2: Técnica de toma y Monitorización de SV y Uso de Dispositivos Médicos **(1 hora)**

Los estudiantes integrarán conceptos al interpretar los parámetros de diferentes signos vitales como la presión arterial, frecuencia cardíaca, temperatura, frecuencia respiratoria, entre otros. Adicionalmente se recreará el escenario con el simulador para enseñar y reforzar cada una de las técnicas correctas para medir los signos vitales y cómo utilizar los dispositivos médicos adecuados para cada medición. Realizarán práctica grupal supervisadas para analizar los resultados obtenidos.

De esta manera, los estudiantes podrían enfrentarse a una variedad de situaciones simuladas y recibir realimentación instantánea sobre su desempeño.

Actividad 3: Análisis de caso **(2 horas)**

Para enriquecer esta actividad, se incorpora el uso de casos clínico ajustados a la temática que orientan a los estudiantes a identificar patrones y correlaciones en los casos clínicos reales. Esto les permite profundizar en la comprensión de las posibles causas de las alteraciones en los signos vitales y mejorar sus habilidades de resolución de problemas.

PRIMER CASO CLÍNICO

"Vigilancia Vital: Simulación de Monitorización de Signos Vitales en Situaciones de Emergencia"

Objetivo Pedagógico:

Los estudiantes de medicina y enfermería desarrollarán habilidades prácticas en la monitorización precisa de signos vitales, incluyendo respiración, frecuencia cardíaca, temperatura y nivel de conciencia a través de la Escala de Glasgow, mediante una simulación clínica dinámica y realista.

Metodología Innovadora

Se utilizará un escenario de emergencia simulado con pacientes de alta fidelidad y monitores de signos vitales. Los estudiantes trabajarán en equipos rotativos de 3 personas para realizar la asignación de roles, la monitorización y registrar los datos obtenidos. Se realizarán tiempos de feedback y debriefing para revisar la interpretación de los signos vitales y las acciones correctivas necesarias.

Recursos Materiales:

- Software completo de alta fidelidad en realismo clínica con capacidad de simular los signos vitales.

- Monitores de signos vitales (respiración, frecuencia cardíaca, temperatura).

- Elementos de Protección Personal – EPP: (guantes, mascarillas faciales, batas).

- Agenda de registro de signos vitales y formato de registro clínico: hoja neurológica o triage urgencias

- Escala de Glasgow impresa.

- Dispositivos médicos: fonendoscopio, termómetro, linterna, pulsoxímetro.

Análisis de caso

Paciente masculino de 70 años con secuelas de evento cerebro vascular - ECV por consumo de cigarrillo habitual, patología de base: enfermedad pulmonar obstructiva crónica (EPOC), al momento de la valoración se define diagnóstico por resultados de laboratorio: NAC - neumonía adquirida en la comunidad. Al Examen Físico presenta:

dificultad respiratoria aguda, taquipnea, taquicardia y disminución del nivel de conciencia.

<u>Preguntas:</u>

1. ¿Cuáles son los signos vitales más relevantes a monitorizar en un paciente con dificultad respiratoria aguda? Justificación: Evalúa la comprensión sobre la importancia de la monitorización adecuada en pacientes críticos.

2. ¿Cuál es la frecuencia respiratoria normal en adultos y cómo se mide? Justificación: Verifica el conocimiento sobre los parámetros normales y la técnica de medición de la frecuencia respiratoria.

3. ¿Qué significa una frecuencia respiratoria aumentada en un paciente y qué acciones podrían tomarse al respecto? Justificación: Analiza la comprensión sobre la interpretación de la frecuencia respiratoria elevada y las posibles intervenciones.

4. ¿Cuál es la importancia de la frecuencia cardíaca en la monitorización de la función cardiaca de un paciente? Justificación: Explora el conocimiento sobre la relación entre la frecuencia cardíaca y la perfusión tisular.

5. ¿Cómo se mide la temperatura corporal de manera precisa y qué factores pueden influir en los resultados? Justificación: Evalúa la comprensión sobre las técnicas de medición de la temperatura y los factores que pueden afectarla.

6. ¿Qué elementos se evalúan en la Escala de Glasgow y qué puntaje indicaría un deterioro del nivel de conciencia en un paciente? Justificación: Verifica el conocimiento sobre los componentes y la interpretación de la Escala de Glasgow.

7. ¿Cuáles son las acciones correctivas inmediatas ante una alteración del nivel de conciencia en un paciente? Justificación: Analiza la comprensión sobre las intervenciones prioritarias en pacientes con alteración del estado de conciencia.

8. ¿Cómo se registra adecuadamente la información de los signos vitales en la historia clínica de un paciente? Justificación: Explora la comprensión sobre la importancia de los registros completos y legibles de los signos vitales.

9. ¿Qué complicaciones podrían surgir si no se detecta y trata adecuadamente una alteración en los signos vitales de un paciente? Justificación: Evalúa la comprensión sobre las consecuencias de una monitorización inadecuada en pacientes críticos.

10. ¿Qué estrategias se pueden implementar para mejorar la atención junto al equipo de atención médica respecto a los cambios en los signos vitales de un paciente? Justificación: Verifica el conocimiento sobre la importancia de la comunicación terapéutica en situaciones críticas.

SESIÓN DOS. Acciones correctiva y Simulación de emergencia (Signos Vitales – SV y su interpretación). Parte Dos. Aprendizaje Colaborativo

Actividad 1: Identificación de Signos de Emergencia Vital **(1 hora)**

En esta actividad, los estudiantes trabajarán en equipo de 3 personas con asignación de roles para discutir desde la argumentación de los cambios en los signos vitales desde los determinantes: ejercicio, emoción, patología y edad, los cuales podrían indicar una emergencia vital. Se les presentarán 4 referencias de valores alterados en donde deberán identificar rápida y correctamente los signos de alerta y proponer acciones inmediatas. De esta manera, se podría ofrecer una experiencia de aprendizaje más dinámica y desafiante, donde los estudiantes practiquen la toma de decisiones en situaciones de emergencia.

Actividad 2: Toma de Decisiones, Discusión y Realimentación **(1 hora)**

Los estudiantes participarán en escenarios clínicos de simulación donde enfrentarán situaciones críticas a partir de los datos de sus pacientes simulados en las cuales cada estudiante deberá argumentar desde la Toma de signos, registro de datos y análisis de resultados a partir de una Comunicación Asertiva proponer el plan de tratamiento y de cuidado. Deberán tomar decisiones rápidas y adecuadas, aplicando las habilidades adquiridas en la interpretación de signos vitales y el uso de dispositivos médicos. Se les pedirá que reflexionen sobre su desempeño, identifiquen áreas de mejora y propongan estrategias para enfrentar situaciones críticas de manera efectiva. Esto fomentaría una retroalimentación más personalizada y objetiva.

Actividad 3: Análisis de caso **(2 horas)**

Para enriquecer esta actividad, se incorpora el uso de casos clínico ajustados a la temática que orientan a los estudiantes a identificar patrones y correlaciones en los casos clínicos reales. Esto les permite profundizar en la comprensión de las posibles causas de las alteraciones en los signos vitales y mejorar sus habilidades de resolución de problemas.

SEGUNDO CASO CLÍNICO

" Más Allá de los Números: Interpretación Avanzada de Signos Vitales y Estrategias de Intervención"

Objetivo Pedagógico:

Los estudiantes de medicina y enfermería desarrollarán habilidades prácticas en la monitorización precisa de signos vitales, incluyendo respiración, frecuencia cardíaca, temperatura y nivel de conciencia por medio de la Escala de Glasgow, mediante una simulación clínica dinámica y realista.

Metodología Innovadora

Se utilizará casos clínicos de alta complejidad con pacientes simulados que presenten variaciones significativas en sus signos vitales. Los estudiantes serán distribuidos por equipos multidisciplinarios para toma de signos vitales, analizar los datos, identificar patrones y tomar decisiones de intervención rápida y efectiva. Se empleará tecnología de simulación avanzada para aumentar la fidelidad del escenario.

<u>Recursos Materiales:</u>

- Software completo de alta fidelidad en realismo clínica con capacidad de simular los signos vitales.

- Monitores de signos vitales (respiración, frecuencia cardíaca, temperatura).

- Elementos de Protección Personal – EPP: (guantes, mascarillas faciales, batas).

- Agenda de registro de signos vitales y formato de registro clínico: hoja neurológica o triage urgencias

- Escala de Glasgow impresa.

- Dispositivos médicos: fonendoscopio, termómetro, linterna, pulsoxímetro.

<u>Análisis de caso</u>

Paciente femenina de 44 años con antecedentes de insuficiencia cardíaca congestiva, diabetes tipo 2 y enfermedad renal crónica. Se presenta con edema agudo de pulmón, hiperglucemia severa y deterioro del estado de conciencia.

<u>Preguntas:</u>

1. ¿Cuáles son los signos vitales más críticos a monitorizar en un paciente con edema agudo de pulmón? Justificación: Evalúa la comprensión sobre la priorización en la monitorización de pacientes críticos.

2. ¿Qué cambios en los signos vitales podrían indicar una descompensación aguda en un paciente con insuficiencia cardíaca congestiva? Justificación: Verifica el conocimiento sobre los signos de alarma en pacientes con insuficiencia cardíaca.

3. ¿Cuáles son las intervenciones de primer nivel ante una hiperglucemia severa en un paciente hospitalizado? Justificación: Analiza la comprensión sobre las acciones prioritarias en el manejo de la hiperglucemia aguda.

4. ¿Cómo se diferencia una alteración metabólica de una alteración respiratoria en un paciente con cambios en la frecuencia respiratoria? Justificación: Explora la capacidad para distinguir entre diferentes etiologías de la disnea.

5. ¿Cuál es la importancia de la evaluación del nivel de conciencia en la monitorización de un paciente crítico y cómo se relaciona con los signos vitales? Justificación: Evalúa la comprensión sobre la relación entre la alteración del nivel de conciencia y la gravedad de la enfermedad.

6. ¿Qué acciones correctivas podrían implementarse para mejorar la oxigenación en un paciente con edema agudo de pulmón? Justificación: Verifica el conocimiento sobre las estrategias de oxigenoterapia en pacientes con insuficiencia respiratoria aguda.

7. ¿Cuál es el papel del equipo de salud en la detección y manejo de alteraciones en los signos vitales de un paciente crítico? Justificación: Analiza la comprensión sobre las responsabilidades del equipo de enfermería en la vigilancia y la intervención temprana en situaciones de emergencia.

8. ¿Qué estrategias se pueden emplear para reducir el riesgo de errores en la interpretación de los signos vitales? Justificación: Explora la comprensión sobre las técnicas adecuadas para garantizar la precisión en la monitorización de pacientes críticos.

9. ¿Cómo se puede aplicar la tecnología de simulación avanzada para mejorar la capacitación en la interpretación de signos vitales? Justificación: Evalúa la comprensión sobre el uso de herramientas educativas innovadoras en la formación médica.

10. ¿Cuál es la importancia de la atención integral en la toma e interpretación de los signos vitales de un paciente crítico? Justificación: Verifica el conocimiento sobre el

trabajo en equipo en situaciones de emergencia para garantizar una atención segura y efectiva.

Estos 10 puntos propenden por el desarrollo ordenado e intencional del desarrollo de la temática, se consideran una guía de refuerzo y realimentación para ir a la evaluación en la rúbrica que se encuentra al final de la UNIDAD.

RUBRICA DE EVALUACIÓN. Unidad UNO. Sesión Uno y Sesión Dos

Esta rúbrica consta se aspectos importantes para determinar el avance secuencial y de este modo permitirá evaluar de manera analítica y con criterios claros el desempeño de los estudiantes en el las sesiones de la UNIDAD UNO.

Criterios de Evaluación	Excelente	Sobresaliente	Aceptable	Bajo
Comprender la importancia de la interpretación de los signos vitales	Demuestra interés en comprender de signos vitales, haciendo conexiones claras entre los signos vitales y el estado del paciente.	Demuestra una buena comprensión de la importancia de la interpretación de signos vitales, haciendo conexiones significativas entre los signos vitales y el estado del paciente.	Muestra una comprensión básica de la importancia de la interpretación de signos vitales, aunque las conexiones entre los signos vitales y el estado del paciente pueden ser superficiales.	No demuestra comprensión de la importancia de la interpretación de signos vitales.
Adquirir habilidades para la interpretación de parámetros de signos vitales	Demuestra habilidades avanzadas en la interpretación de signos vitales y en el uso correcto de dispositivos médicos, mostrando una comprensión clara de su relevancia en la atención clínica.	Demuestra habilidades sólidas en la interpretación de parámetros de signos vitales y en el uso de dispositivos médicos, mostrando una buena comprensión de su relevancia en la toma de decisiones.	Muestra habilidades básicas en la interpretación de parámetros de signos vitales y en el uso de dispositivos médicos, con una comprensión limitada de su importancia en la toma de decisiones.	No demuestra habilidades en la interpretación de parámetros de signos vitales y en el uso de dispositivos médicos.

Identificar situaciones de emergencia mediante signos vitales	Demuestra la capacidad de identificar rápidamente situaciones de emergencia a través de las alteraciones en los signos vitales, promoviendo respuestas adecuadas y efectivas en equipo.	Es capaz de identificar situaciones de emergencia a través de las alteraciones en los signos vitales, promoviendo respuestas adecuadas en colaboración con otros.	Puede identificar situaciones de emergencia a través de las alteraciones en los signos vitales en equipo, aunque las respuestas pueden no ser siempre adecuadas.	No es capaz de identificar situaciones de emergencia mediante signos vitales ni promover respuestas adecuadas en equipo.
Desarrollar capacidad para decisiones y acciones correctivas en situaciones críticas	Demuestra una excelente capacidad para tomar decisiones y acciones correctivas de manera efectiva en situaciones críticas, mostrando habilidades reflexivas y estratégicas para enfrentar desafíos.	Toma decisiones y ejecuta acciones correctivas en situaciones críticas de manera consistente, mostrando habilidades reflexivas y estratégicas para mejorar en situaciones complejas.	Puede tomar decisiones y acciones correctivas en situaciones críticas, aunque puede requerir orientación adicional y mejora en habilidades reflexivas y estratégicas.	No es capaz de tomar decisiones ni acciones correctivas de manera efectiva en situaciones críticas.

EdutekaLab. Idea (2024). " Monitorización de Signos Vitales y Acciones Correctivas". Edición: Calixto-Diana

2. **Definición y alcance de la farmacología**
2.1 Ramas de la Farmacología y tipología
2.2 Fases del proceso Farmacocinético: Parámetros de la Farmacocinética

2.2.1   Absorción.
2.2.1.1 Mecanismos de absorción de fármacos.
2.2.1.2 Factores que afectan la absorción de fármacos.

2.2.2   Distribución
2.2.2.1 Compartimentos de distribución.
2.2.2.2 Barreras de distribución.

2.2.3   Metabolismo (Biotransformación)
2.2.3.1 Principales vías metabólicas.
2.2.3.2 Factores que afectan el metabolismo de fármacos.

2.2.4   Excreción
2.2.4.1 Órganos principales de excreción.
2.2.4.2 Procesos de excreción de fármacos.

INTRODUCCIÓN

En este plan de clase, los estudiantes serán introducidos a la farmacología y sus ramas principales, así como a las fases del proceso farmacocinético. A través de actividades prácticas y ejemplos de casos clínicos, los estudiantes analizarán los mecanismos y factores que alteran los procesos de: absorción, distribución, metabolismo y excreción de los fármacos. Se utilizarán herramientas interactivas, simulaciones de realidad virtual y resolución de problemas para que los estudiantes adquieran un entendimiento profundo de estos procesos y sus implicaciones clínicas.

Duración: 2 sesiones de clase de 4 horas cada sesión.

Objetivos de las sesiones de la unidad

✓ Definir la farmacología y enumerar de manera general las principales ramas, demostrando comprensión del alcance de esta disciplina. Se utilizarán herramientas interactivas y ejemplos de casos clínicos para facilitar la comprensión, seguido de un debriefing grupal para reflexionar sobre la sesión y discutir posibles áreas de mejora.

✓ Identificar e interiorizar la responsabilidad de la interpretación de las cuatro fases del proceso farmacocinético asociados con cada fase. A través de actividades prácticas y ejemplos de casos clínicos, los estudiantes explorarán conceptos de farmacocinética y participarán en un debriefing grupal para compartir observaciones y preguntas.

✓ Analizar los mecanismos y factores que alteran los procesos de: absorción, distribución, metabolismo y excreción de los fármacos, utilizando simulaciones de realidad virtual y resolución de problemas, los estudiantes explorarán visualmente los conceptos y participarán en un debriefing estructurado para reflexionar sobre los hallazgos y discutir aplicaciones clínicas y áreas de investigación futuras.

SESIÓN UNO y DOS. Explorando La Farmacología: Fundamentos y procesos farmacocinéticos. Aprendizaje Colaborativo

Actividad 1: Introducción a la Farmacología (2 hora). **Parte Uno**

Los estudiantes participarán en una discusión en grupo para definir la farmacología y nombrar tres de sus ramas principales. Se les proporcionarán ejemplos de casos clínicos para contextualizar la importancia de la ciencia farmacológica en la práctica clínica. Para enriquecer esta actividad, se puede utilizar un conversatorio dirigido por parte del docente para que ayude a los estudiantes a comprender y unificar conceptos de la ciencia básica y clínica de la farmacología y sus ramas. Se pueden recrear actividades de memoria y proporcionar realimentación instantánea.

Los estudiantes participarán en una mesa de debate por grupos para definir interrogantes asociados a la aplicación de la farmacología y nombrar tres de sus ramas principales. Se les proporcionarán ejemplos de casos clínicos para contextualizar la importancia de la farmacología en la práctica clínica.

Actividad 2: Fases del Proceso Farmacocinético (2 horas). **Parte Uno**

Los estudiantes serán agrupados por número de fases de la Farmacocética para identificar y discutir los cinco procesos del LADME. Analizarán ejemplos de casos clínicos relacionados con cada fase para comprender su relevancia en la acción de los fármacos.

Una recomendación adicional es hacer uso rotatorio del simulador interactivo que muestre de manera dirigida por el docente las fases del proceso farmacocinético. Los estudiantes pueden interactuar con las simulaciones para comprender mejor cómo funciona cada fase en el cuerpo.

Actividad 3: Simulación de Debriefing dentro del Proceso Farmacocinético (4 hora). **Parte Dos**

Los estudiantes participarán en un debriefing estructurado donde reflexionarán sobre los hallazgos de las actividades anteriores. Discutirán las aplicaciones clínicas y áreas de investigación futuras relacionadas con la farmacocinética a partir del siguiente caso clínico:

CASO CLÍNICO

"Viaje al interior del organismo:
Explorando las fases de la farmacocinética a través de la Simulación Clínica"

Objetivo Pedagógico

Brindar a los estudiantes de ciencias de la salud una experiencia de aprendizaje inmersiva y dinámica que les permita comprender, analizar y aplicar los principios fundamentales de la farmacocinética utilizando simuladores clínicos de última generación.

Metodología Innovadora

Se utilizará para esta sesión la estrategia metodológica de Aprendizaje basado en escenarios en donde los estudiantes se enfrentan a casos clínicos simulados que representan situaciones reales de pacientes para aumentar el análisis, la reflexión, la autoconfianza, la toma de decisiones farmacoterapéuticas de manera gradual para el dominio de los principios farmacocinéticos de la mano con la simulación clínica de alta fidelidad para replicar aquellas funciones fisiológicas y respuestas a los fármacos, permitiendo a los estudiantes interactuar con un entorno clínico simulado. Al finalizar se crea un espacio para aplicar la técnica del debriefing interactivo guiada por un docente experto, donde se analizarán las decisiones tomadas por los estudiantes, se identificarán los errores y se reforzarán los conceptos clave.

Recursos materiales:

- Software completo de alta fidelidad en realismo clínica con capacidad de simular los signos vitales.
- Monitores de signos vitales (respiración, frecuencia cardíaca, temperatura).
- Elementos de Protección Personal – EPP: (guantes, mascarillas faciales, batas).
- Agenda de registro de signos vitales y formato de registro clínico tratamiento farmacológico
- Dispositivos médicos: fonendoscopio, termómetro, linterna, pulsoxímetro.
- Material educativo impreso (casos clínicos, guías de farmacocinética)

Análisis de Caso Clínico

Paciente MG, femenina de 65 años, con patología de base: Hipertensión arterial esencial no controlada, signos y síntomas: presión arterial de 187/98 mmHg, cefalea intensa, mareos, perdida de la conciencia momentanea. Paciente refiere que tratamiento le genera "malestar y a veces no funciona así aumente la dosis". EF: tránsito intestinal lento, GU: presenta globo vesical, hace poco presento hepatitis, no hay reporte en Historia clínica.

Análisis y discusión del caso clínico:

Los estudiantes, utilizando el simulador clínico, administrarán según la vía correcta, aplicando los 10 CORRECTOS y según la forma farmacéutica algunos medicamentos para tratar integralmente a la paciente: SSN 0.9% IV., antihipertensivo según fórmula médica, protector gástrico V.O. según fórmula médica, s/s paso de sonda vesical y cuantificar líquidos para Balance de Líquidos administrados y eliminados, Cada grupo de estudiantes deberá analizar los efectos farmacocinéticos de cada uno, tomando en cuenta los factores que pueden afectar la absorción, distribución, metabolismo y excreción de los medicamentos. Durante el debriefing, se discutirán las decisiones tomadas por los estudiantes, se identificarán los errores y se reforzarán los conceptos clave de la farmacocinética.

1. Qué mecanismos de absorción de fármacos existen y cómo se ven afectados por la vía de administración?. Justificación: La comprensión de los mecanismos de absorción es fundamental para predecir la velocidad y la magnitud del efecto farmacológico. La vía de administración determina el mecanismo principal de absorción, ya sea por vía oral, subcutánea, intramuscular, intravenosa, tópica o transdérmica.

2. ¿Qué factores fisiológicos y patológicos pueden influir en la absorción de fármacos? Justificación: La absorción de fármacos puede verse afectada por diversos factores, como la edad, el sexo, la función gastrointestinal, la presencia de enfermedades, la interacción con otros medicamentos y el estado nutricional.

3. ¿Qué es el volumen de distribución y cómo se relaciona con la concentración plasmática de un fármaco?. Justificación: El volumen de distribución es un parámetro farmacocinético que indica el espacio aparente en el que se distribuye el fármaco en el organismo. Esta información es crucial para comprender la concentración plasmática del fármaco y su efecto farmacológico.

4. ¿Qué barreras de distribución limitan el acceso de los fármacos a sus sitios de acción?. Justificación: Las barreras de distribución, como la barrera hematoencefálica o la barrera placentaria, pueden restringir el acceso de los fármacos a ciertos tejidos o compartimentos del organismo. La comprensión de

estas barreras es esencial para seleccionar el fármaco adecuado y predecir su eficacia.

5. ¿Cuáles son las principales vías metabólicas de los fármacos y qué enzimas participan en cada una?. Justificación: El metabolismo de los fármacos es un proceso crucial para su eliminación del organismo. Las principales vías metabólicas incluyen la oxidación, la hidrólisis, la conjugación y la excreción sin cambios. La identificación de las enzimas responsables del metabolismo de un fármaco es importante para predecir las interacciones medicamentosas y la variabilidad individual en la respuesta al tratamiento.

6. ¿Qué factores pueden afectar el metabolismo de los fármacos y cómo influyen en la farmacocinética?. Justificación: El metabolismo de los fármacos puede verse afectado por diversos factores, como la edad, el sexo, la función hepática y renal, la presencia de enfermedades, la interacción con otros medicamentos y el estado nutricional. Estos factores pueden modificar la velocidad de eliminación del fármaco y, por lo tanto, su concentración plasmática y efecto farmacológico.

7. ¿Qué órganos principales participan en la excreción de fármacos y qué mecanismos de eliminación existen?. Justificación: La excreción de los fármacos es el proceso por el cual se eliminan del organismo. Los principales órganos de excreción son los riñones, el hígado, el intestino y los pulmones. Los mecanismos de eliminación incluyen la filtración glomerular, la secreción tubular renal, la excreción biliar, la excreción fecal y la exhalación pulmonar.

8. ¿Cómo influye la función renal y hepática en la excreción de fármacos?. Justificación: La función renal y hepática son cruciales para la eliminación de fármacos del organismo. La insuficiencia renal o hepática puede reducir la capacidad de eliminación de los fármacos, lo que puede conducir a la acumulación de estos en el organismo y a la aparición de efectos adversos.

9. ¿Qué es la biodisponibilidad y cómo se relaciona con la concentración plasmática de un fármaco? Justificación: La biodisponibilidad es la fracción de la dosis administrada de un fármaco que llega a la circulación sistémica en su forma activa. Este parámetro es importante para comparar la eficacia y seguridad de diferentes formulaciones farmacéuticas o vías de administración.

10. ¿Cómo se pueden utilizar los principios farmacocinéticos para optimizar la terapia farmacológica y evitar efectos adversos?. Justificación: La comprensión de los principios farmacocinéticos permite a los profesionales de la salud seleccionar el fármaco adecuado, la dosis correcta y la pauta posológica óptima para cada paciente. Esto contribuye a optimizar la eficacia del tratamiento y minimizar el riesgo de efectos adverso

Estos 10 puntos propenden por el desarrollo ordenado e intencional del desarrollo de la temática, se consideran una guía de refuerzo y realimentación para ir a la evaluación en la rúbrica que se encuentra al final de la UNIDAD.

RUBRICA DE AUTOEVALUACIÓN Y COEVALUACIÓN

Esta rúbrica se utilizará para evaluar los objetivos propuestos para abordar la temática en el tema de Farmacología: Fundamentos y Procesos Farmacocinéticos dentro de la Simulación Clínica la cual consta se aspectos importantes para determinar el avance secuencial y de este modo permitirá evaluar de manera analítica y con criterios claros el desempeño de los estudiantes.

Rúbrica de autoevaluación y coevaluación para Farmacología: Fundamentos y Procesos

Criterio	Nivel de Desempeño	Comentario
Objetivo 1: Definir la farmacología y nombrar tres de sus ramas principales utilizando herramientas interactivas y ejemplos de casos clínicos.	Excelente	
	Satisfactorio	
	Bajo	
Objetivo 2: Identificar las cuatro fases del proceso farmacocinético y discutir tres parámetros importantes asociados con cada fase mediante actividades prácticas y ejemplos de casos clínicos.	Excelente	
	Satisfactorio	
	Bajo	
Objetivo 3: Analizar los mecanismos y factores que afectan la absorción, distribución, metabolismo y excreción de fármacos a través de simulaciones de realidad virtual y resolución de problemas. Participarán en un debriefing estructurado para reflexionar sobre los hallazgos y discutir aplicaciones clínicas y áreas de investigación futuras.	Excelente	
	Satisfactorio	
	Bajo	

EdutekaLab. Idea (2024). " Farmacología: Fundamentos y Procesos". Edición: Calixto-Diana

II. UNIDAD DOS. Uso de Dispositivos de Administración de Medicamentos

1. Práctica de Simulación de Enteral: Vía Oral

1.1 Preparación y administración de comprimidos y cápsulas

1.2 Técnica correcta de administración de líquidos orales

1.3 Uso de dispositivos médicos orales de medicamentos de administración oral

INTRODUCCIÓN

Durante el desarrollo de la temática que continua, los estudiantes de Ciencias de la Salud participarán en un enfoque centrado en el aprendizaje activo, utilizando la metodología de Aprendizaje Basado en Casos. Partiendo del uso de dispositivos de administración de medicamentos para cada una de las vía principales comenzaremos con la VIA ENTERAL y la vía mas representativa la VÍA ORAL: generalidades, la preparación y administración de comprimidos y cápsulas, la técnica correcta para administrar líquidos orales, el uso de dispositivos médicos orales y el cálculo preciso de dosis. Los estudiantes también desarrollarán habilidades de comunicación efectiva y ética en situaciones clínicas. Todo ello se llevará a cabo a través de actividades prácticas y de simulación que les permitirán aplicar los conocimientos teóricos a situaciones reales.

Duración: 1 sesión de clase de 4 horas.

Objetivos de la sesión de la unidad

• Desarrollar habilidad práctica en la preparación y administración de comprimidos y cápsulas, la técnica adecuada para administrar líquidos orales, y el uso efectivo de dispositivos médicos para la administración oral de medicamentos, así como realizar cálculos precisos de dosis, convirtiendo dosis prescritas en dosis administradas y calculando dosis basadas en el peso del paciente.

• Implementar las técnicas de comunicación efectiva en situaciones de atención al paciente, demostrando habilidades de escucha activa, empatía, claridad y precisión en la transmisión de información al momento de administrar medicamentos a partir de los 10 CORRECTOS.

• Análisis de casos clínicos y ejercicios de resolución de problemas que les permitirán explorar diferentes perspectivas y tomar decisiones argumentadas y científicas, seguidas de un debriefing estructurado para reflexionar sobre los aspectos éticos y legales abordados y su aplicación práctica en el entorno clínico.

SESIÓN UNO. Preparación y administración de comprimidos y cápsulas. Aprendizaje Colaborativo

Actividad 1: Preparación y administración de comprimidos y cápsulas **(2 horas)**

Los estudiantes realizarán la identificación de ventajas y desventajas de los distintos tipos de comprimidos y cápsulas, siguiendo las indicaciones de dosificación adecuadas. Se les proporcionará diferentes fármacos que llevarán desde sus casas (usados y vencidos) y deberán determinar aquellas características físico químicas de los mismos, revisar y verificar la dosis por unidad, la presencia o no de ranura y su función, aspectos para la correcta administración. Esta actividad debe ir acompañada del repaso y dominio de términos, conceptos y definiciones para que según las diferentes formas sólidas se integre con la simulación de los simuladores virtuales donde los estudiantes tengan que determinar la dosis correcta a administrar. Este sistema podría proporcionar retroalimentación inmediata sobre la precisión de sus decisiones y permitirles practicar sin riesgos.

Actividad 2: Técnica de administración de comprimidos y cápsulas **(1 hora)**

Los estudiantes practicarán en grupos de 3 personas contarán con variedad de comprimidos y cápsulas para revisar aquellos aspectos relacionados con las indicaciones, recomendaciones y la técnica adecuada para la administración de comprimidos y cápsulas, considerando la posición del paciente, la vía de administración y la interacción con otros medicamentos, horarios y registros en los respectivos formatos. Estos grupos interactúan de manera rotatoria con el simulador, esto les ayudará a visualizar mejor el proceso y recibir realimentación sobre su desempeño.

Actividad 3: Role-playing – Juegos de rol **(1 hora)**

Los estudiantes participarán asumiendo diferentes roles clínicos: paciente (simulador), familiar, médico, enfermera. Estas situaciones simuladas de atención y majeño al paciente, reforzará la aplicación de técnicas de comunicación efectiva y comunicación terapéutica resolviendo dilemas éticos comunes en la práctica clínica y educación sanitaria lo que irá permitiendo un aprendizaje adaptativo y una mayor aplicación de los conocimientos adquiridos en situaciones reales.

PRIMER CASO CLÍNICO

"Al interior del cuerpo humano: Explorando la administración oral de medicamentos"

Objetivo Pedagógico

Al desarrollar la presente sección los estudiantes serán capaces de reconocer, seleccionar, identificar y administrar comprimidos y cápsulas, harán uso correcto de los dispositivos médicos orales de forma efectiva, y calcular dosis de medicamentos basadas en la prescripción y el peso del paciente y condiciones especiales del paciente.

Metodología Innovadora

En la realización de la sesión se hará uso de la simulación y los dispositivos médicos necesarios para para sumergir a los estudiantes en el proceso de administración enteral de medicamentos. Los estudiantes participarán en escenarios clínicos simulados que replican situaciones reales que involucran factores del paciente (simulador) y del propio producto farmacéutico al momento de la administración de medicamentos por vía oral. Además, se utilizarán modelos anatómicos interactivos para demostrar la técnica correcta de administración de estas formas farmacéuticas sólidas de uso oral, Se realizarán tiempos de feedback y debriefing para revisar cada procedimiento.

<u>Recursos Materiales:</u>

- Software completo de alta fidelidad en realismo clínica con capacidad de simular signos y síntomas.

- Monitores de signos vitales (respiración, frecuencia cardíaca, temperatura, etc.).

- Elementos de Protección Personal – EPP: (guantes, mascarillas faciales, batas).

- Medicamentos en diversas formas de presentación farmacológica según la sesión

- Agenda de registro de signos vitales y formato de registro clínico: hoja de evolución y tratamiento farmacológico

- Escala de Glasgow impresa.

- Dispositivos médicos: fonendoscopio, cuchara medidora, jeringas orales, vaso dosificador, goteros, etc.

<u>Análisis de caso</u>

Paciente AR, mujer de 53 años, con patologías de base: Obesidad mórbida, HTA, Diabetes mellitus tipo 2. Al EF: Signos vitales alterados: Presión arterial: 160/90 mmHg, Frecuencia cardíaca: 95 latidos por minuto, Glucemia en ayunas: 180 mg/Dl. Historia clínica: acude a la consulta médica por control de sus enfermedades crónicas. Refiere que ha estado cumpliendo con su tratamiento farmacológico, pero en las últimas semanas ha notado un aumento en su presión arterial y glucemia. Refiere nausea matutina. Tratamiento farmacológico instaurado debido a su condición.

<u>Preguntas:</u>

1. ¿Cuál es la técnica adecuada para administrar comprimidos y cápsulas a un paciente?.   Esta pregunta evalúa si los estudiantes comprenden la técnica correcta para administrar comprimidos y cápsulas, lo cual es fundamental para garantizar la efectividad del tratamiento y prevenir complicaciones.

2. Qué precauciones deben tenerse en cuenta al administrar líquidos orales a un paciente?.   Esta pregunta busca evaluar si los estudiantes comprenden las precauciones necesarias para administrar líquidos orales, incluyendo aspectos como la posición del paciente, la velocidad de administración y la prevención de aspiración.

3. Cuáles son algunos ejemplos de dispositivos médicos orales utilizados para la administración de medicamentos? . Esta pregunta busca evaluar si los estudiantes están familiarizados con los dispositivos médicos orales disponibles para la administración de medicamentos, lo cual es importante para adaptar la técnica de administración a las necesidades específicas del paciente.

4. ¿Cómo se realiza la conversión de una dosis prescrita a una dosis administrada en pacientes pediátricos?. Esta pregunta busca evaluar si los estudiantes comprenden el proceso de conversión de una dosis prescrita a una dosis administrada en pacientes pediátricos, lo cual es crucial para garantizar la seguridad y eficacia del tratamiento en esta población vulnerable.

5. ¿Qué factores pueden influir en la absorción de medicamentos administrados por vía oral?. Esta pregunta busca evaluar si los estudiantes comprenden los diversos factores que pueden afectar la absorción de medicamentos administrados por vía oral, lo cual es fundamental para optimizar la eficacia del tratamiento.

6. ¿Por qué es importante calcular la dosis de medicamentos basada en el peso del paciente?. Esta pregunta busca evaluar si los estudiantes comprenden la importancia de calcular la dosis de medicamentos basada en el peso del paciente, lo cual es crucial para evitar sobredosis o subdosificación y garantizar resultados óptimos del tratamiento.

7. ¿Cuál es el papel del enfermero en la educación del paciente sobre la administración de medicamentos por vía oral?. Esta pregunta busca evaluar si los estudiantes comprenden el papel fundamental del enfermero en la educación del paciente sobre la administración de medicamentos por vía oral, lo cual es esencial para promover la adherencia al tratamiento y prevenir errores de administración.

8. ¿Cuándo se deben evitar ciertos dispositivos médicos orales en la administración de medicamentos?. Esta pregunta busca evaluar si los estudiantes comprenden las situaciones en las que ciertos dispositivos médicos orales deben evitarse, lo cual es importante para garantizar la seguridad del paciente y prevenir complicaciones.

9. ¿Qué precauciones deben tomarse al administrar medicamentos por vía oral a pacientes con disfagia?. Esta pregunta busca evaluar si los estudiantes comprenden las precauciones necesarias al administrar medicamentos por vía oral a pacientes con disfagia, lo cual es crucial para prevenir la aspiración y garantizar una administración segura y efectiva.

10. ¿Qué recomendaciones podría dar al paciente para mejorar la adherencia al tratamiento oral?. Esta pregunta busca evaluar si los estudiantes pueden ofrecer recomendaciones prácticas al paciente para mejorar la adherencia al tratamiento oral, lo cual es fundamental para garantizar resultados óptimos del tratamiento y prevenir complicaciones.

Estos 10 puntos propenden por el desarrollo ordenado e intencional del desarrollo de la temática, se consideran una guía de refuerzo y realimentación para ir a la evaluación en la rúbrica que se encuentra al final de la UNIDAD.

SESIÓN DOS. Administración de líquidos orales y cálculo de dosis. Aprendizaje Colaborativo

Actividad 1: Técnica de administración de líquidos orales. **(1 hora)**

A partir de la técnica correcta según la estrategia de los   10 CORRECTO, cada uno de los estudiantes revisará cada una de las generalidades de las formas farmacéuticas líquidas: biodisponibilidad, absorción, seguridad, potencia, eficacia para administrar líquidos orales, identificar la utilización de los distintos excipientes y sus funciones específicas para la conservación del principio activo. Referir la importancia de los factores como la viscosidad, la cantidad y la administración en pacientes con dificultades para la deglución. Como refuerzo enmarcado en la técnica de debriefing permite que los estudiantes pueden comentar, reflexionar y practicar en un entorno virtual antes de aplicar sus conocimientos en situaciones reales y aumentar la seguridad frente a la realización de procedimientos y técnicas requeridas en esta unidad.

Actividad 2: Aspecto físico químico y Cálculo de dosis. **(2 hora)**

Mediante casos prácticos, los estudiantes organizados por grupos rotatorios, realizarán stand de diversas formas farmacéuticas líquidas para reconocer: envasado, etiquetados, contenido, escala de medida, concentración del principio activo. Realizar ejercicios matemáticos de cálculo preciso de dosis, convirtiendo dosis prescritas en dosis administradas y calculando dosis en función del peso del paciente. Se les proporcionarán diferentes escenarios clínicos para ejercitar la dilución y ajuste de dosis según la escala de medidas de medicamentos líquidos (enterales y parenterales) de los dispositivos médicos que se requieran para así lograr las buenas prácticas de administración. Junto al simulador y el software se demostrará cada uno de los posibles RNM Y PRM según los problemas de cálculo de dosis personalizados según el peso y la condición del paciente. Los estudiantes pueden resolver estos problemas en conversatorios grupales y debates, recibiendo realimentación inmediata y recomendaciones personalizadas para mejorar sus habilidades de cálculo por parte del docente de simulación.

Actividad 3: Análisis de caso **(2 horas)**

Para enriquecer esta actividad, se incorpora el uso de casos clínico ajustados a la temática que orientan a los estudiantes a identificar patrones y correlaciones en los casos clínicos reales. Esto les permite profundizar en la comprensión de las posibles causas de las alteraciones en los signos vitales y mejorar sus habilidades de resolución de problemas.

SEGUNDO CASO CLÍNICO

"Navegando por las Aguas de la Administración Enteral"

Objetivo Pedagógico: Al finalizar la sesión, los estudiantes serán capaces de aplicar habilidades avanzadas en la administración enteral de medicamentos, incluyendo la técnica correcta para la administración de líquidos orales, dispositivos médicos orales y la preparación y administración de comprimidos y cápsulas. Además, serán capaces de calcular dosis de medicamentos basadas en la prescripción y el peso del paciente en situaciones clínicas complejas.

Metodología Innovadora: En esta sesión, los estudiantes participarán en escenarios clínicos de mayor complejidad que involucran la administración enteral avanzada de medicamentos. Se utilizarán simuladores de pacientes de alta fidelidad para recrear situaciones clínicas realistas. Además, se empleará tecnología de realidad virtual para proporcionar una experiencia inmersiva en la práctica de cálculo de dosis basadas en el peso del paciente.

Recursos Materiales:

- Software completo de alta fidelidad en realismo clínica con capacidad de simular signos y síntomas.

- Monitores de signos vitales (respiración, frecuencia cardíaca, temperatura, etc.).

- Elementos de Protección Personal – EPP: (guantes, mascarillas faciales, batas).

- Medicamentos en diversas formas de presentación farmacológica según la sesión

- Agenda de registro de signos vitales y formato de registro clínico: hoja de evolución y tratamiento farmacológico

- Escala de Glasgow impresa.

- Dispositivos médicos: fonendoscopio, cuchara medidora, jeringas orales, vaso dosificador, goteros, etc.

<u>Análisis de Caso Clínico</u>: Paciente masculino de 65 años con diagnóstico de enfermedad de Alzheimer y disfagia severa, que requiere tratamiento oral y parenteral para la hipertensión arterial y la osteoartritis. Signos vitales: TA 160/95 mmHg, FC 70 lpm, FR 18 rpm, Temp 37.2°C.

<u>Preguntas</u>:

1. ¿Cuál es la técnica más segura para administrar líquidos orales a un paciente con disfagia severa?.   Esta pregunta busca evaluar si los estudiantes comprenden la importancia de adaptar la técnica de administración de líquidos orales a las necesidades específicas de los pacientes con disfagia severa, lo cual es crucial para prevenir la aspiración y garantizar una administración segura y efectiva.

2. Qué precauciones deben tomarse al administrar medicamentos por vía oral a pacientes con enfermedad de Alzheimer?.   Esta pregunta busca evaluar si los

estudiantes están conscientes de las precauciones necesarias al administrar medicamentos por vía oral a pacientes con enfermedad de Alzheimer, considerando factores como la capacidad cognitiva alterada y la posible falta de cooperación, lo cual es fundamental para garantizar la seguridad del paciente y la eficacia del tratamiento.

3. ¿Cómo afecta la disminución de la función renal al cálculo de dosis de medicamentos administrados por vía oral?. Esta pregunta busca evaluar si los estudiantes comprenden cómo la disminución de la función renal puede afectar el metabolismo y la eliminación de medicamentos administrados por vía oral, lo cual es importante para ajustar las dosis de manera adecuada y prevenir la acumulación de fármacos y posibles toxicidades.

4. ¿Qué dispositivos médicos orales son más apropiados para pacientes con dificultad para tragar?. Esta pregunta busca evaluar si los estudiantes están familiarizados con los dispositivos médicos orales más adecuados para pacientes con dificultad para tragar, lo cual es esencial para garantizar una administración segura y efectiva de medicamentos en esta población vulnerable.

5. ¿Cuándo se debe considerar la administración de medicamentos por vía parenteral en lugar de oral?. Esta pregunta busca evaluar si los estudiantes comprenden las indicaciones para considerar la administración de medicamentos por vía parenteral en lugar de oral, lo cual es importante para garantizar una terapia efectiva y evitar complicaciones asociadas con la vía de administración.

6. ¿Qué factores pueden influir en la absorción de medicamentos en pacientes geriátricos?. Esta pregunta busca evaluar si los estudiantes comprenden los diversos factores que pueden influir en la absorción de medicamentos en pacientes geriátricos, como cambios fisiológicos relacionados con la edad, comorbilidades y polifarmacia, lo cual es esencial para optimizar la eficacia del tratamiento en esta población vulnerable.

7. ¿Cuáles son los riesgos asociados con la administración de comprimidos y cápsulas a pacientes con disfagia?. Esta pregunta busca evaluar si los estudiantes están al tanto de los riesgos asociados con la administración de comprimidos y cápsulas a pacientes con disfagia, incluyendo el riesgo de aspiración y obstrucción de las vías respiratorias, lo cual es fundamental para garantizar la seguridad del paciente.

8. ¿Cómo se puede garantizar la seguridad del paciente durante la administración de medicamentos enterales en entornos hospitalarios?. Esta pregunta busca evaluar si los estudiantes comprenden las medidas necesarias para garantizar la seguridad del paciente durante la administración de medicamentos enterales en entornos hospitalarios, lo cual es esencial para prevenir errores de medicación y garantizar resultados óptimos del tratamiento.

9. ¿Qué estrategias se pueden utilizar para mejorar la adherencia al tratamiento en pacientes con múltiples condiciones médicas?. Esta pregunta busca evaluar si los estudiantes pueden ofrecer estrategias prácticas para mejorar la adherencia al tratamiento en pacientes con múltiples condiciones médicas, lo cual es fundamental para garantizar resultados óptimos del tratamiento y prevenir complicaciones.

10. ¿Cuál es el papel del equipo interdisciplinario en la planificación y ejecución de la administración enteral de medicamentos en pacientes complejos?.

Estas preguntas busca evaluar si los estudiantes comprenden la importancia del trabajo en equipo interdisciplinario en la planificación y ejecución de la administración enteral de medicamentos en pacientes complejos, lo cual es esencial para garantizar una atención integral y coordinada para estos pacientes.

Retroalimentación inmediata: Los estudiantes recibirán retroalimentación en tiempo real por parte de instructores capacitados, utilizando simuladores y maniquíes de última tecnología.

RUBRICA DE EVALUACIÓN. Sesión Uno y Sesión Dos

Evaluación

Criterios	Excelente	Sobresaliente	Aceptable	Bajo
Preparación de comprimido s y cápsulas	Demuestra habilidades excepcionales en la preparación y dosificación precisa.	Realiza la mayoría de las tareas con alta precisión y cuidado.	Completa las tareas asignadas con algún margen de error.	Presenta dificultades en la preparación y dosificación de los medicamentos.
Comunicaci ón efectiva	Comunica de manera clara, empática y precisa en todas las situaciones.	Interactúa efectivamente con los pacientes y demuestra habilidades de escucha activa.	Comunica la información de forma básica, con cierta falta de empatía.	Presenta dificultades para establecer una comunicación efectiva con los pacientes.
Ética y legalidad	Reconoce y aplica de manera excepcional los principios éticos	Demuestra comprensión de los conceptos éticos y legales,	Identifica algunos dilemas éticos pero muestra dificultades	Presenta falta de comprensión de los principios éticos y legales en la práctica clínica.

	y legales en la práctica clínica.	aplicándolos en su práctica.	en la toma de decisiones.	

EdutekaLab. Idea (2024). " Administración de Medicamentos". Edición: Calixto-Diana

SESIONES DE SIMULACIÓN CLÍNICA CON ENFOQUE DESDE LA FARMACOLOGÍA

3. Práctica de Simulación de Vías Parenterales: Subcutáneas e Intramusculares

3.1 Identificación de los sitios de punción subcutánea e intramuscular

3.2 Preparación de la dosis y del dispositivo médicos de administración (jeringa y aguja)

3.3 Técnica adecuada de inyección subcutánea e intramuscular

3.4 Manejo seguro de desechos y procedimientos posteriores a la administración

INTRODUCCIÓN

En este plan de clase, los estudiantes de Ciencias de la Salud participarán en una experiencia de simulación clínica interactiva para fortalecer su competencia en la administración de medicamentos de la forma farmacéutica líquida. Se enfocarán en las ventajas, desventajas, tipos de excipientes, las vías de administración enteral, parenteral, tópica e inhalatoria, así como en la dosis y frecuencia de los medicamentos. A partir de la Técnica de Debriefing se revisará y analizará una serie de casos prácticos y situaciones reales, los estudiantes desarrollarán habilidades de reflexión, dominio y destreza para una administración segura y eficaz de medicamentos.

Duración: sesiones de 4 horas cada una

Objetivos de las sesiones de la unidad

- Aplicar de manera correcta los principios de seguridad y precisión en la administración de medicamentos parenterales en escenarios clínicos complejos, demostrando habilidades de comunicación efectiva, trabajo en equipo y toma de decisiones bajo presión. Se utilizará una Técnica de Debriefing estructurada para analizar los procesos y resultados de la simulación, identificar puntos fuertes y áreas de mejora, y desarrollar estrategias para la práctica clínica futura.

- Integrar conceptos previos y argumentos teóricos y prácticos vistos en otros espacios curriculares relacionados con la responsabilidad, factores modificadores y aplicación de la administración de medicamentos parenterales para adaptarse a las necesidades y características individuales de los pacientes, considerando factores como la edad, el peso, el estado clínico y las preferencias del paciente. Se realizará durante el desarrollo de la temática la Técnica de Debriefing guiada para explorar la participación de los estudiantes al momento de aplicar los principios de atención centrada en el paciente en un entorno clínico, promoviendo así una atención más holística, humanizada y personalizada.

- Demostrar el dominio de la identificación de sitios de punción subcutánea e intramuscular, la preparación adecuada de dispositivos médicos, dosis y dispositivos de administración, así como la técnica correcta de punción, la cual será complementada con la actividad para reflexionar sobre los logros y áreas de mejora, fomentando así la autorreflexión, responsabilidad, bioética y el aprendizaje activo.

<u>Recursos materiales:</u>

- Software completo de alta fidelidad en realismo clínica con capacidad de simular administración de medicamentos por diversas vías.
- Monitores de signos vitales (respiración, frecuencia cardíaca, temperatura).
- Elementos de Protección Personal – EPP: (guantes, mascarillas faciales, batas).
- Agenda de registro de signos vitales y formato de registro clínico tratamiento farmacológico
- Dispositivos médicos: fonendoscopio, termómetro, linterna, pulsoxímetro.
- Material educativo impreso (casos clínicos, guías de farmacocinética)

SESIÓN UNO. Vías de administración enteral y parenteral. Aprendizaje Colaborativo

Actividad 1: Introducción a la Vías de administración de formas farmacéuticas líquidas **(1 hora)**

Los estudiantes participarán en una presentación interactiva sobre las vías de administración enteral y parenteral. Se discutirán las diferencias entre ambas y ejemplos de medicamentos administrados por cada vía. Para enriquecer esta actividad, se puede utilizar medicamentos líquidos vencidos, usados o simulados para mostrar de forma más interactiva y detallada las vías de administración y los medicamentos correspondientes. Esto permitirá a los estudiantes tener una experiencia más inmersiva y visual para comprender mejor el tema.

Actividad 2: Simulación de administración enteral y parenteral. Técnica de los 10 correctos **(1 hora)**

Los estudiantes trabajarán en parejas delante del simulador para simular la administración de medicamentos por vía enteral y parenteral ajustados en el software del laboratorio. A partir de algunas preguntas basadas en dosis específicas para calcular y administrar le permitirán a los estudiantes practicar el cálculo de dosis de forma clara y segura, esto les brindará la oportunidad de familiarizarse con el proceso y recibir realimentación inmediata por parte del docente a cargo de la sesión de simulación.

Actividad 3: Análisis de caso **(2 horas)**

En grupo, los estudiantes analizarán casos de errores de administración de medicamentos y discutirán estrategias para prevenir dichos errores en la práctica clínica y será complementado en un foro donde los estudiantes puedan discutir casos de errores de administración de medicamentos basados en la bioética y responsabilidad legal. De esta manera, se fomenta la participación activa de todos los estudiantes y se pueden compartir diferentes perspectivas.

PRIMER CASO CLÍNICO

"Punciones Maestras: Explorando las Vías Parenterales"

Objetivo Pedagógico:

Los estudiantes serán capaces de identificar correctamente los sitios de punción subcutánea e intramuscular, preparar y administrar dosis de medicamentos utilizando la Regla de los 10 Correctos, la técnica adecuada de inyección, y calcular dosis de medicamentos según la concentración y la prescripción médica, ajustándolas según la edad, peso y estado clínico del paciente.

Metodología Innovadora:

Se utilizará un enfoque de aprendizaje basado en la práctica guiada y la realimentación inmediata con los estudiantes participarán en estaciones dadas en el laboratorio de simulación clínica de habilidades prácticas donde realizarán la identificación de los sitios de punción subcutánea e intramuscular en modelos anatómicos simulados. Se empleará tecnología de realidad aumentada para proporcionar una visualización detallada de la anatomía y la técnica de inyección. Además, se realizarán simulaciones de escenarios clínicos para contextualizar el proceso de administración de medicamentos parenterales en situaciones de la vida real.

Recursos Materiales:

- Modelos anatómicos simulados para prácticas de punción.

- Jeringas, agujas y dispositivos médicos de administración.

- Equipamiento de protección personal (guantes, mascarillas faciales, batas).

- Tecnología de realidad aumentada para visualización anatómica.

<u>Análisis de caso</u>

Paciente de 35 años con diagnóstico de dolor agudo en el hombro debido a una lesión deportiva. Refiere que ha tomado acetaminofen 1gr hace 2 horas, se evidencia inflamación que limita el movimiento de abducción. Leve hematoma. Signos vitales: TA 120/80 mmHg, FC 70 lpm, FR 16 rpm, Temp 37.0°C.

Preguntas:

1. ¿Cuáles son los sitios de punción subcutánea más comúnmente utilizados? . Esta pregunta evalúa la comprensión de los estudiantes sobre los sitios de punción subcutánea clave, lo que es esencial para garantizar la selección adecuada de la ubicación de la inyección.

2. ¿Cuál es la principal diferencia entre la técnica de inyección subcutánea e intramuscular?. Esta pregunta busca asegurar que los estudiantes comprendan las diferencias fundamentales en la técnica de inyección, lo que es crucial para una administración segura y eficaz.

3. ¿Cómo se prepara una jeringa para la administración de medicamentos parenterales?. Evalúa la comprensión de los pasos necesarios para preparar una jeringa antes de la administración, lo que es crítico para garantizar la precisión de la dosificación y evitar contaminaciones.

4. ¿Qué factores deben tenerse en cuenta al calcular la dosis de un medicamento para administración parenteral?. Determina si los estudiantes comprenden los elementos que afectan la dosificación precisa de medicamentos, lo que es esencial para garantizar la seguridad del paciente.

5. ¿Cuándo se prefiere la administración subcutánea sobre la intramuscular y viceversa?. Esta pregunta evalúa la capacidad de los estudiantes para discernir cuándo es apropiado utilizar una técnica de administración sobre la otra, considerando las necesidades específicas del paciente y del medicamento.

6. ¿Qué precauciones debe tomar el profesional de la salud al manipular agujas y jeringas?. Evalúa la comprensión de los estudiantes sobre las precauciones de seguridad necesarias para prevenir lesiones o contaminaciones durante la manipulación de agujas y jeringas.

7. ¿Qué acciones se deben tomar en caso de extravasación de medicamento durante la administración subcutánea?. Determina si los estudiantes están familiarizados con las medidas de respuesta apropiadas en caso de extravasación de medicamento, lo que es crucial para minimizar el riesgo de complicaciones.

8. ¿Qué signos y síntomas podrían indicar una reacción adversa durante la administración intramuscular de un medicamento?. Esta pregunta busca evaluar si los

estudiantes pueden identificar los signos de una posible reacción adversa, lo que es esencial para una intervención rápida y adecuada.

9. ¿Cómo se elimina adecuadamente una aguja y una jeringa después de su uso?. Evalúa la comprensión de los estudiantes sobre los procedimientos seguros para la eliminación de agujas y jeringas, lo que es crítico para prevenir lesiones accidentales y la transmisión de enfermedades.

10. ¿Por qué es importante registrar la administración de medicamentos parenterales de manera precisa y detallada en la historia clínica del paciente?. Esta pregunta determina si los estudiantes comprenden la importancia del registro preciso de la administración de medicamentos, lo que es esencial para garantizar la continuidad del cuidado y la seguridad del paciente.

Estos 10 puntos propenden por el desarrollo ordenado e intencional del desarrollo de la temática, se consideran una guía de refuerzo y realimentación para ir a la evaluación en la rúbrica que se encuentra al final de la UNIDAD.

SESIÓN DOS. **Administración de medicamentos Intravenosos.** Aprendizaje Colaborativo

Actividad 1: Características de los medicamentos Intravenosos **(1 hora)**

En esta sesión los estudiantes revisarán las características de los medicamentos intravenosos, así como su forma de administración. Se estudiarán algunos ejemplos comunes de cada tipo de medicamento en esta forma farmacéutica específica. Se hará uso de simuladores para demostrar aspectos como la estabilidad, conservación, ventajas y desventajas con el apoyo de algunos videos explicativos sobre la administración de medicamentos intravenosos. Esto ayudará a afianzar el aprendizaje teórico con contenido multimedia interactivo.

Actividad 2: Toma de Decisiones, Discusión y Realimentación **(1 hora)**

Los estudiantes conversarán acerca la administración de medicamentos parenterales intravenosos en pacientes con alteraciones fisiológicas o sistémicas. Se les proporcionarán por grupos algunos escenarios clínicos para aplicar los conocimientos y generar debate frente a uso y abuso de estas formas farmacéuticas. Esta actividad permite a los estudiantes practicar la administración de medicamentos con la asistencia de instrucciones paso a paso en tiempo real. Esto les brindará una experiencia práctica más inmersiva.

Actividad 3: Análisis de caso **(2 horas)**

A partir de esta actividad los estudiantes serán evaluados individualmente por medio de rúbricas que demuestran su capacidad para calcular dosis y cuestionamientos relacionados con el cálculo de dosis y la administración de medicamentos en diferentes vías periféricas y centrales. Esto permitirá una evaluación individualizada y objetiva de las competencias adquiridas por cada estudiante.

SEGUNDO CASO CLÍNICO

"Superando Obstáculos: Seguridad y Precisión en la Administración Parenteral"

Objetivo Pedagógico:

Al desarrollar el contenido de esta sesión los estudiantes serán capaces de manejar de manera segura y precisa la administración de medicamentos parenterales intravenosas en situaciones clínicas complejas, aplicando técnicas de punción y cumpliendo con los procedimientos posteriores a la administración para garantizar la seguridad del paciente. (10 correctos)

Metodología Innovadora

Los estudiantes participarán dentro del escenario de simulación interactiva que simulan situaciones clínicas desafiantes donde se requiere la administración de medicamentos parenterales intravenosos. Se utilizará tecnología de simulación de alta fidelidad para recrear condiciones realistas y se enfatizará la importancia de la comunicación efectiva y el trabajo en equipo. Además, se realizarán actividades de reflexión guiada para analizar y mejorar la práctica clínica.

Recursos Materiales:

- Software completo de alta fidelidad en realismo clínica con capacidad de simular administración de medicamentos parenterales.

- Jeringas, agujas y dispositivos médicos de administración.

- Equipamiento de protección personal (guantes, mascarillas faciales, batas).

- Tecnología de simulación de alta fidelidad.

- Agenda para registro de prácticas y observaciones.

- Monitores de signos vitales (respiración, frecuencia cardíaca, temperatura).

- Elementos de Protección Personal – EPP: (guantes, mascarillas faciales, batas).

- Agenda de registro de signos vitales y formato de registro clínico: hoja neurológica o triage urgencias

- Escala de Glasgow impresa.

- Dispositivos médicos: fonendoscopio, termómetro, linterna, pulsoxímetro.

<u>Análisis de caso</u>

Paciente pediátrico de 5 años con diagnóstico de neumonía que requiere administración de antibióticos intravenoso IV debido a la intolerancia oral. Signos vitales: TA 100/60 mmHg, FC 110 lpm, FR 37 rpm, Temp 40.5°C. Paciente con episodio emético iterativo, fiebre que no cede a medios físicos, mucosa oral con signos de deshidratación, con llanto sin lágrimas.

1. ¿Qué medidas de seguridad específicas deben seguirse al administrar medicamentos parenterales intravenosos en un paciente pediátrico? Evalúa la comprensión de los estudiantes sobre las medidas de seguridad específicas para la administración de medicamentos a pacientes pediátricos, lo que es crucial debido a las diferencias en las necesidades y vulnerabilidades de esta población.

2. ¿Cómo se puede minimizar el riesgo de lesiones durante la administración de inyecciones intramusculares en pacientes con tejido adiposo reducido? Esta pregunta busca determinar si los estudiantes están familiarizados con las estrategias para minimizar el riesgo de lesiones durante la administración de inyecciones intramusculares en pacientes con características anatómicas específicas.

3. ¿Qué factores deben considerarse al determinar el tamaño de la aguja para la administración intravenosa en un paciente pediátrico de 5 años? Evalúa si los estudiantes comprenden los factores que afectan la selección del tamaño de la aguja, lo que es crucial para garantizar la eficacia y seguridad de la administración intravenosa.

4. ¿Cuáles son los signos de una posible reacción adversa durante la administración de un medicamento parenteral intravenoso y cómo se debe responder? Esta pregunta busca determinar si los estudiantes pueden identificar los signos de una reacción

adversa durante la administración de medicamentos parenterales y si están familiarizados con las acciones apropiadas a tomar en caso de tal situación.

5. ¿Qué pasos se deben seguir para garantizar una correcta eliminación de los desechos médicos después de una administración parenteral? Evalúa la comprensión de los estudiantes sobre los procedimientos seguros para la eliminación de desechos médicos, lo que es esencial para prevenir lesiones y la propagación de infecciones.

6. ¿Cuál es la importancia de la comunicación terapéutica con el paciente, familiar y profesional en salud en la mejora del tratamiento y la seguridad en la administración de medicamentos parenterales? Determina si los estudiantes comprenden el papel de educador sanitario frente a la mejora del tratamiento y la seguridad en la administración de medicamentos parenterales, lo que es esencial para promover el aprendizaje y la mejora continua de los estudiantes.

7. ¿Qué estrategias se pueden implementar para mejorar la comunicación y coordinación entre el equipo de atención médica durante la administración de medicamentos parenterales en un entorno clínico? Esta pregunta busca evaluar la capacidad de los estudiantes para identificar estrategias que promuevan una comunicación efectiva y una coordinación adecuada entre el equipo de atención médica durante la administración de medicamentos parenterales.

8. ¿Cuáles son los riesgos potenciales asociados con la administración de medicamentos parenterales en un entorno hospitalario y cómo se pueden mitigar? . Esta pregunta busca que los estudiantes identifiquen los posibles riesgos, como infecciones asociadas a la atención médica o errores de medicación, y propongan estrategias para reducirlos, destacando la importancia de la seguridad del paciente.

9. ¿Cómo se puede adaptar la técnica de administración de medicamentos parenterales para satisfacer las necesidades específicas de un paciente con discapacidad física? Evalúa si los estudiantes comprenden cómo ajustar la técnica de administración para garantizar la seguridad y comodidad de pacientes con discapacidades físicas, lo que es fundamental para brindar atención inclusiva y de calidad.

10. ¿Por qué es importante documentar de manera precisa y completa la administración de medicamentos parenterales en el registro del paciente y cómo puede influir esto en la seguridad y calidad del cuidado proporcionado?. Esta pregunta determina si los estudiantes comprenden la importancia de un registro detallado para la continuidad del cuidado, la toma de decisiones clínicas informadas y la identificación de tendencias que puedan afectar la seguridad y calidad del cuidado del paciente.

Estos 10 puntos propenden por el desarrollo ordenado e intencional del desarrollo de la temática, se consideran una guía de refuerzo y realimentación para ir a la evaluación en la rúbrica que se encuentra al final de la UNIDAD.

Evaluación

Criterios	Excelente	Sobresaliente	Aceptable	Bajo
Participación en actividades	Demuestra un alto nivel de participación y compromiso en todas las actividades	Participa activamente en la mayoría de las actividades	Participa solo en algunas actividades	Participación mínima o nula
Exactitud en el cálculo de dosis	Calcula de forma precisa y acertada todas las dosis de medicamentos	Calcula la mayoría de las dosis de forma precisa	Comete algunos errores en el cálculo de dosis	Presenta numerosos errores en el cálculo de dosis
Seguridad en la administració n	Administra los medicamentos de forma segura y siguiendo los protocolos establecidos	Administra la mayoría de los medicamentos de forma segura	Presenta algunas deficiencias en la seguridad en la administración	No sigue los protocolos de seguridad en la administración

EdutekaLab. Idea (2024). " Farmacología: Fundamentos y Procesos". Edición: Calixto-Diana

III. UNIDAD DE FORMAS FARMACÉUTICAS: Clasificación y Tipos

1. **Formas Farmacéuticas Sólidas**
1.1 Biodisponibilidad, disgregación, disolución, desintegración, dosificación, estabilidad, transporte y almacenamiento.

2. **Formas Farmacéuticas Semisólidas**
2.1 Aplicación tópica y local, Previa prueba de sensibilidad - PPS, potencia, eficacia y seguridad.

3. **Formas Farmacéuticas Líquidas**
3.1 Almacenamiento, cadena de frío, técnica aséptica, absorción y eficacia.

4. **Formas Farmacéuticas Gaseosas**
4.1 Biodisponibilidad, seguridad, potencia, eficacia, absorción y uso de dispositivos médicos adicionales

INTRODUCCIÓN

Durante el abordaje de esta temática de conceptos claves relacionados con las formas farmacéuticas sólidas, semisólidas y líquidas, los estudiantes se podrán centrar en aspectos como biodisponibilidad, dosificación, aplicación tópica, almacenamiento, entre otros. Cada uno de los futuros profesionales en Ciencias de la Salud encontrarán su propia participación y responsabilidad médica en la aplicación de estos conceptos en primera medida en los escenarios simulados que ofrece la universidad, a través de la resolución de problemas y el trabajo colaborativo. Se fomentará el aprendizaje activo, la investigación y consulta autónoma y la reflexión sobre la importancia de garantizar la calidad y eficacia de las formas farmacéuticas en la atención al paciente.

Duración: 2 sesiones de clase de 4 horas cada sesión.

Objetivos de las sesiones de la unidad

- Identificar las Formas Farmacéuticas Sólidas a partir de los conceptos de biodisponibilidad, disgregación, disolución, desintegración, dosificación, estabilidad, transporte y almacenamiento en el entorno clínico para reflexionar sobre los desafíos encontrados durante la simulación y discutir estrategias para optimizar la calidad y eficacia de las formas farmacéuticas sólidas en la atención al paciente.

- Reconocer las Formas Farmacéuticas Semisólidas y gaseosas por parte de los estudiantes quienes serán capaces de evaluar y aplicar los principios de aplicación tópica y local, así como los aspectos de seguridad y eficacia, incluyendo la realización de pruebas de sensibilidad previas en sesiones de debriefing guiadas para analizar las decisiones tomadas durante la simulación, identificar áreas de mejora y desarrollar estrategias para mejorar la seguridad y eficacia en la aplicación de formas farmacéuticas semisólidas y gaseosas.

- Diferenciar las Formas Farmacéuticas Líquidas por parte de los estudiantes quienes serán capaces de aplicar los conocimientos sobre almacenamiento, cadena de frío, técnica aséptica, absorción y eficacia en la práctica clínica, a partir de sesiones de debriefing para reflexionar sobre la experiencia de la simulación, discutir los resultados obtenidos y elaborar planes de acción para mejorar la administración y manejo de formas farmacéuticas líquidas en entornos clínicos.

Requisitos:

- Conceptos básicos de anatomía y fisiología.
- Conocimientos sobre los diferentes signos vitales y sus rangos normales.
- Uso de la técnica correcta para la toma exitosa de los signos vitales (frecuencia cardiaca, frecuencia respiratoria, tensión arterial, saturación de oxígeno y temperatura).
- Comprensión de la importancia de la monitorización de signos vitales en el cuidado de pacientes.

SESIÓN UNO. Implementación de Formas Farmacéuticas en la Práctica Clínica. Parte Uno. Aprendizaje Colaborativo

Actividad 1: Introducción a las Formas Farmacéuticas Sólidas**. (1 hora)**

Los estudiantes realizarán una consulta e investigación previa y autónoma sobre los conceptos de biodisponibilidad, disgregación, disolución, y estabilidad de formas farmacéuticas sólidas. Se les pedirá presentar sus hallazgos en un conversatorio breve a partir de sus vivencia y conclusiones personales y académicas. Para enriquecer esta actividad se crear un entorno de aprendizaje de roles donde los estudiantes puedan interactuar con simulaciones 3D de formas farmacéuticas sólidas o productos de uso común de los que se encuentren en el laboratorio. Esto les permitirá visualizar de manera más dinámica y detallada los conceptos de biodisponibilidad, disgregación, disolución y estabilidad. Además, se pueden utilizar herramientas audio visuales de las que esta constituido el laboratorio de simulación para así personalizar el contenido de aprendizaje según el progreso individual de cada estudiante, ofreciendo recursos adicionales a aquellos que necesiten refuerzo en ciertas áreas.

Actividad 2: Buenas practicas de administración de Formas Semisólidas. **(1 hora)**

Cada una de las sesiones permitirán a los estudiantes trabajar con sus pares en grupos para preparar reconocer, revisar e identificar las características propias de las formas farmacéuticas sólidas y evaluar su calidad a través de pruebas de disolución, disgregación y desintegración. Se incentivará la colaboración y el trabajo en equipo. Adicionalmente los estudiantes puedan practicar la aplicación de formas semisólidas en entornos simulados puesto que es el escenario idóneo para ofrecer realimentación inmediata sobre la técnica de aplicación y mejorar la comprensión de los principios de seguridad y eficacia y responder preguntas frecuentes y brindar orientación personalizada durante las pruebas de sensibilidad previas.

Actividad 2: Simulación de Almacenamiento de Formas Líquidas **(1 hora)**

Los estudiantes participarán en una simulación de manejo de formas farmacéuticas líquidas, prestando especial atención a la técnica aséptica, almacenamiento y cadena de frío. Durante toda la sesión se llevará a cabo la aplicación de la Técnica de debriefing estructurada para reflexionar sobre la experiencia y proponer mejoras frente a la aplicación de la técnica invasiva y dolorosa, con alto riesgo de falla ante la necesidad de dominio en la técnica y la urgencia de acceso venoso para el manejo del paciente simulado. En el paciente simulado permite un seguimiento y monitoreo del dominio, técnica y administración del medicamento líquido según los dispositivos médicos requeridos. Para los estudiantes es importante reconocer los factores que mantienen la estabilidad del fármaco, registrar y analizar datos sobre la temperatura, humedad y tiempo de exposición al medio ambiente. Así, los alumnos podrán adquirir habilidades prácticas de manejo de medicamentos de manera más precisa sin poner en riesgo a la molécula farmacológica y evitar los problemas relacionados con la medicación y resultados negativos de la medicación RNM Y RNM.

Actividad 3: Análisis de caso **(2 horas)**

Para enriquecer esta actividad, se incorpora el uso de casos clínico ajustados a la temática que orientan a los estudiantes a identificar patrones y correlaciones en los casos clínicos reales. Esto les permite profundizar en la comprensión de las posibles causas de las alteraciones en los signos vitales y mejorar sus habilidades de resolución de problemas.

CASO CLÍNICO

"Un todo recubierto modo cápsula: Descubriendo las Formas Farmacéuticas Sólidas"

Objetivo pedagógico:

Los estudiantes de Ciencias de la Salud serán capaces de comprender los conceptos de biodisponibilidad, disgregación, disolución, desintegración, dosificación, estabilidad, transporte y almacenamiento de formas farmacéuticas sólidas a través de una experiencia inmersiva y participativa.

Metodología innovadora:

Cada estudiantes contará con la oportunidad de vivenciar el proceso de disolución , disgregación y desintegración de formas farmacéuticas sólidas, y demás características de la forma farmacéutica específica seguido de una discusión en grupo utilizando aplicaciones de aprendizaje colaborativo orientadas por el docente.

Recursos materiales:

- Software completo de alta fidelidad en realismo clínica con capacidad de simular administración de medicamentos sólidos.

- Maquetas o modelos de formas farmacéuticas sólidas, y dispositivos médicos de administración.

- Equipamiento de protección personal (guantes, mascarillas faciales, batas).

- Tecnología de simulación de alta fidelidad.

- Agenda para registro de prácticas y observaciones.

- Monitores de signos vitales (respiración, frecuencia cardíaca, temperatura).

- Elementos de Protección Personal – EPP: (guantes, mascarillas faciales, batas).

- Agenda de registro de signos vitales y formato de registro clínico: hoja neurológica o triage urgencias

- Escala de Glasgow impresa.

- Dispositivos médicos: fonendoscopio, termómetro, linterna, pulsoxímetro.

<u>Análisis de caso</u>

Paciente femenina de 55 años con diagnóstico de hipertensión arterial y osteoporosis. Se presenta en la consulta médica con síntomas de dolor lumbar crónico luego de caída en su casa. Signos vitales: TA 150/90 mmHg, FC 80 lpm, FR 16 rpm, Temp 36.8°C. La paciente está siendo tratada con antihipertensivos y suplementos de calcio. Presenta bajo peso.

<u>Preguntas:</u>

1. ¿Cuál es la importancia de la biodisponibilidad en la eficacia de un medicamento? - Esta pregunta evalúa la comprensión de los estudiantes sobre la relación entre biodisponibilidad y eficacia terapéutica.

2. ¿Cómo influye la desintegración de una forma farmacéutica sólida en su velocidad de acción? - Evaluación de la comprensión de los estudiantes sobre el proceso de desintegración y su impacto en la farmacocinética del medicamento.

3. ¿Qué factores pueden afectar la estabilidad de una forma farmacéutica sólida? - Evaluación de la comprensión de los estudiantes sobre los factores que pueden influir en la estabilidad del medicamento.

4. ¿Por qué es importante el transporte adecuado de formas farmacéuticas sólidas? - Evaluación de la comprensión de los estudiantes sobre la importancia del transporte adecuado para preservar la integridad del medicamento.

5. ¿Qué medidas se pueden tomar para mejorar la dosificación de una forma farmacéutica sólida? - Evaluación de la comprensión de los estudiantes sobre estrategias para mejorar la precisión en la dosificación del medicamento.

6. ¿Cuál es el impacto de la temperatura en el almacenamiento de formas farmacéuticas sólidas? - Evaluación de la comprensión de los estudiantes sobre cómo la temperatura puede afectar la estabilidad del medicamento.

7. ¿Qué significa la disolución de una forma farmacéutica sólida? - Evaluación de la comprensión de los estudiantes sobre el proceso de disolución y su importancia en la absorción del medicamento.

8. ¿Cómo puede influir la edad del paciente en la dosificación de formas farmacéuticas sólidas? - Evaluación de la comprensión de los estudiantes sobre cómo la edad puede afectar la dosificación de medicamentos.

9. ¿Qué técnicas se pueden utilizar para evaluar la disgregación de una forma farmacéutica sólida? - Evaluación de la comprensión de los estudiantes sobre las técnicas utilizadas para evaluar la calidad de una forma farmacéutica sólida.

10. ¿Qué medidas se pueden tomar para garantizar la seguridad en el almacenamiento y transporte de formas farmacéuticas sólidas? - Evaluación de la comprensión de los estudiantes sobre las medidas de seguridad necesarias para garantizar la calidad del medicamento durante el almacenamiento y transporte.

Estos 10 puntos propenden por el desarrollo ordenado e intencional del desarrollo de la temática, se consideran una guía de refuerzo y realimentación para ir a la evaluación en la rúbrica que se encuentra al final de la UNIDAD.

SEGUNDO CASO CLÍNICO

"Explorando la Diversidad de las Formas Farmacéuticas Semisólidas, Líquidas y Gaseosas"

Objetivo pedagógico:

En esta sesión, los estudiantes aprenderán acerca de las diferencias científicas y técnicas a partir de los conceptos de aplicación tópica y local, líquida y gaseosa, almacenamiento, cadena de frío, técnica aséptica, absorción y eficacia en la práctica clínica, a través de una experiencia práctica y reflexiva.

Metodología innovadora:

Montaje de estaciones de trabajo rotativas asignadas por grupos de estudiantes, quienes podrán experimentar con diferentes formas farmacéuticas semisólidas, líquidas y gaseosas, seguido de una sesión de debriefing en pequeños grupos para discutir las observaciones, desafíos y estrategias aplicadas.

Recursos Materiales:

- Software completo de alta fidelidad en realismo clínica con capacidad de simular los signos vitales.

- Monitores de signos vitales (respiración, frecuencia cardíaca, temperatura).

- Elementos de Protección Personal – EPP: (guantes, mascarillas faciales, batas).

- Agenda de registro de signos vitales y formato de registro clínico: hoja neurológica o triage urgencias

- Escala de Glasgow impresa.

- Dispositivos médicos: fonendoscopio, termómetro, linterna, pulsoxímetro.

- Muestras de cremas, geles, lociones y pomadas para formas farmacéuticas semisólidas

- Muestras de soluciones orales, suspensiones y emulsiones para formas farmacéuticas líquidas

- Inhaladores y nebulizadores para formas farmacéuticas gaseosas

- Equipamiento de laboratorio básico (papel pH, pipetas, etc.)

<u>Análisis de caso</u>

Paciente masculino de 40 años con diagnóstico de dermatitis atópica. Presenta lesiones eritematosas en codos y rodillas con prurito intenso. Signos vitales: TA 120/80 mmHg, FC 70 lpm, FR 11 rpm, Temp 37°C. El paciente tiene antecedentes de alergia a ciertos medicamentos tópicos.

<u>Preguntas:</u>

1. ¿Cuál es la diferencia entre una crema, un gel, una loción y una pomada en términos de consistencia y aplicación? - Esta pregunta evalúa la comprensión de los estudiantes sobre las características y usos específicos de diferentes formas farmacéuticas semisólidas.

2. ¿Por qué es importante realizar una prueba de sensibilidad antes de aplicar una forma farmacéutica semisólida tópica? - Evaluación de la comprensión de los estudiantes sobre la importancia de la seguridad del paciente y la prevención de reacciones adversas.

3. ¿Cómo afecta la temperatura al almacenamiento de formas farmacéuticas líquidas? - Evaluación de la comprensión de los estudiantes sobre los factores que pueden influir en la estabilidad de las formas farmacéuticas líquidas.

4. ¿Qué medidas se deben tomar para garantizar la técnica aséptica durante la preparación de formas farmacéuticas líquidas? - Evaluación de la comprensión de los estudiantes sobre la importancia de la higiene y prevención de la contaminación.

5. ¿Cuál es la diferencia entre una solución oral y una suspensión en términos de formulación y administración? - Evaluación de la comprensión de los estudiantes sobre las características y usos específicos de diferentes formas farmacéuticas líquidas.

6. ¿Cómo se realiza la administración adecuada de una solución oral en un paciente pediátrico? - Evaluación de la comprensión de los estudiantes sobre las consideraciones especiales para la administración de medicamentos líquidos en pacientes pediátricos.

7. ¿Cuáles son los dispositivos médicos utilizados para administrar formas farmacéuticas gaseosas y cuál es su función? - Evaluación de la comprensión de los estudiantes sobre los diferentes dispositivos médicos utilizados en la administración de formas farmacéuticas gaseosas.

8. ¿Cómo se evalúa la eficacia de una forma farmacéutica gaseosa en comparación con otras formas de administración? - Evaluación de la comprensión de los estudiantes sobre los métodos utilizados para evaluar la eficacia de formas farmacéuticas gaseosas.

9. ¿Cuáles son los factores que pueden afectar la absorción de una forma farmacéutica gaseosa en el organismo? - Evaluación de la comprensión de los estudiantes sobre los factores que pueden influir en la absorción de medicamentos gaseosos.

10. ¿Qué medidas se pueden tomar para garantizar la seguridad en el uso de dispositivos médicos adicionales en la administración de formas farmacéuticas gaseosas? - Evaluación de la comprensión de los estudiantes sobre las precauciones de seguridad necesarias durante la administración de formas farmacéuticas gaseosas.

Estos 10 puntos propenden por el desarrollo ordenado e intencional del desarrollo de la temática, se consideran una guía de refuerzo y realimentación para ir a la evaluación en la rúbrica que se encuentra al final de la UNIDAD.

RUBRICA DE EVALUACIÓN. Unidad III. Sesión Uno y Sesión Dos

Esta rúbrica consta se aspectos importantes para determinar el avance secuencial y de este modo permitirá evaluar de manera analítica y con criterios claros el desempeño de los estudiantes en el las sesiones de la UNIDAD III.

Evaluación

Criterio	Excelente	Sobresaliente	Aceptable	Bajo
Aplicación de Conceptos en Práctica Clínica	Los estudiantes demuestran un dominio excepcional al aplicar los conceptos en situaciones clínicas reales.	Los estudiantes aplican de manera efectiva los conceptos aprendidos en la práctica clínica.	Los estudiantes muestran una comprensión básica de cómo aplicar los conceptos en la práctica clínica.	Los estudiantes tienen dificultades para aplicar los conceptos en la práctica clínica.
Evaluación de Seguridad y Eficacia	Los estudiantes realizan una evaluación exhaustiva y acertada de la seguridad y eficacia de las formas farmacéuticas aplicadas.	Los estudiantes evalúan de manera adecuada la seguridad y eficacia de las formas farmacéuticas aplicadas.	Los estudiantes presentan ciertas deficiencias en la evaluación de la seguridad y eficacia de las formas farmacéuticas aplicadas.	Los estudiantes no logran evaluar correctamente la seguridad y eficacia de las formas farmacéuticas aplicadas.

IV.   UNIDAD 4: EFECTOS FARMACOLÓGICOS

1. **Definición y Características de los Efectos Farmacológicos**
    1.1 Efectos Colaterales
    1.2 Efecto Placebo
    1.3 Efecto Nocivo
    1.4 Efecto Adversos
    1.5 Efecto Letales
    1.6 Efecto Mutagénico
    1.7 Efecto Teratogénico
    1.8 Efecto Carcinogénico

2. **Falla Terapéutica relacionada con PRM Y RNM y RAM**
    2.1 Falla Terapéutica: Causas y Manifestaciones
    2.2 Factores que contribuyen a la falla terapéutica.
    2.3 Signos clínicos de falla terapéutica.

INTRODUCCIÓN

Durante el proceso de enseñanza aprendizaje los estudiantes explorarán los diferentes tipos de efectos farmacológicos, incluyendo, secundarios, colaterales, placebo, nocivos, adversos, letales, mutagénicos, teratogénicos, carcinogénicos y tóxicos, desde un comienzo analizarán los factores que pueden contribuir a la falla terapéutica, como la falta de adherencia al tratamiento, resistencia bacteriana e interacciones medicamentosas. De manera individual cada estudiante aprenderá a reconocer, evaluar y actuar frente a las reacciones adversas a medicamentos, comprendiendo su impacto en la seguridad y calidad del cuidado del paciente.

Duración: 2 sesiones de clase de 4 horas cada sesión.

Objetivos de las sesiones de la unidad

- Identificar, clasificar y comprender los diferentes tipos de efectos farmacológicos, incluyendo los tóxicos, colaterales, placebo, nocivos, adversos, letales, mutagénicos, teratogénicos, carcinogénicos y secundarios. El grupo de estudiantes podrá para reflexionar sobre los casos clínicos simulados, discutir los efectos observados y su impacto en la práctica clínica, y desarrollar estrategias para minimizar los efectos adversos y maximizar la seguridad del paciente.

- Identificar los factores que contribuyen a la falla terapéutica, incluyendo la falta de adherencia al tratamiento, resistencia bacteriana, interacciones medicamentosas, entre otros. Se reflejará cada una de las intervenciones de los estudiantes en un análisis grupal para reconocer las causas prevenibles y no prevenibles de la Falla Terapéutica y desarrollar estrategias para prevenir y abordar este problema en la práctica clínica.

- Reconocer, evaluar y gestionar las reacciones adversas a medicamentos, incluyendo su impacto en la seguridad y calidad del cuidado del paciente, para reflexionar sobre las reacciones adversas observadas, identificar las intervenciones apropiadas y desarrollar estrategias para minimizar los riesgos asociados con la administración de medicamentos.

<u>Recursos Materiales:</u>

- Software completo de alta fidelidad en realismo clínica con capacidad de simular los signos vitales.

- Monitores de signos vitales (respiración, frecuencia cardíaca, temperatura).

- Elementos de Protección Personal – EPP: (guantes, mascarillas faciales, batas).

- Agenda de registro de signos vitales y formato de registro clínico: hoja neurológica o triage urgencias

- Escala de Glasgow impresa.

- Dispositivos médicos: fonendoscopio, termómetro, linterna, pulsoxímetro.

SESIÓN UNO. Efectos Farmacológicos. Parte Uno. Aprendizaje Colaborativo

Actividad 1: Clasificación de Efectos Farmacológicos. **(1 hora)**

En esta actividad los estudiantes trabajarán en grupos para definir y clasificar diferentes efectos farmacológicos enlistados por el docente a cargo de la sesión según corresponda: tóxicos, colaterales, placebo, nocivos, adversos, letales, mutagénicos, teratogénicos, carcinogénicos y secundarios. Así cada grupo deberán ejemplificar cada tipo de efecto con casos de la vida real. Los estudiantes trabajarán en grupos para clasificar según 20 medicamentos de uso común y de venta libre, cuáles presentan según la información del laboratorio fabricante: efectos farmacológicos en tóxicos, colaterales, placebo, nocivos, adversos, letales, mutagénicos, teratogénicos, carcinogénicos y secundarios. Deberán ejemplificar al menos cuatro tipos de efectos con casos de la vida real.

Actividad 2: Clasificación de Efectos Farmacológicos. **(1 hora)**

Los estudiantes analizarán casos de pacientes que han experimentado efectos farmacológicos diversos y discutirán en grupo las posibles causas y consecuencias de cada efecto. Deberán proponer posibles estrategias de prevención y manejo. Deberán proponer posibles estrategias de prevención y manejo.

SESIÓN DOS. Falla Terapéutica . Parte Dos. Aprendizaje Colaborativo

Actividad 1: Factores responsables de la Falla Terapéutica. **(1 hora)**
Los estudiantes identificarán y discutirán en grupo los factores que pueden contribuir a la falla terapéutica, como la falta de adherencia al tratamiento, resistencia bacteriana e interacciones medicamentosas. Deberán presentar ejemplos concretos de cada factor y socializarlos.

Actividad 2: Causas y propuestas ante la Falla Terapéutica. **(1 hora)**

Los estudiantes trabajarán en un estudio de caso donde se simulará una situación de falla terapéutica. Deberán identificar las posibles causas y proponer un plan de acción para prevenir o solucionar la situación. Luego, presentarán sus hallazgos al resto de la clase.

Actividad 3: Caso clínico. **(2 horas)**

Análisis de estudio de caso clínico para fomentar la discusión y el debate sobre las diferencias de criterio.

CASO CLÍNICO

"Tras las Huellas del Efecto: Descubriendo los Secretos de los Medicamentos Explorando los Mundos Ocultos de los Efectos Farmacológicos y la Falla Terapéutica "

Objetivo pedagógico:

Los estudiantes serán capaces de comprender y analizar los diferentes tipos de efectos farmacológicos, así como identificar las causas de la falla terapéutica, con el fin de aplicar estrategias de prevención y manejo en la práctica clínica.

Metodología innovadora:

En base al software y simuladores clínicos permiten a los estudiantes explorar los efectos farmacológicos y las causas de la falla terapéutica en entornos clínicos simulados. Se facilitará una discusión guiada después de cada simulación, utilizando tecnología de realidad aumentada para promover la participación activa y el análisis crítico.

Recursos Materiales:

- Software completo de alta fidelidad en realismo clínica con capacidad de simular los signos vitales.

- Monitores de signos vitales (respiración, frecuencia cardíaca, temperatura).

- Elementos de Protección Personal – EPP: (guantes, mascarillas faciales, batas).

- Agenda de registro de signos vitales y formato de registro clínico: hoja neurológica o triage urgencias

- Escala de Glasgow impresa.

- Dispositivos médicos: fonendoscopio, termómetro, linterna, pulsoxímetro.

<u>Análisis de caso</u>

Paciente masculino de 60 años con antecedentes de Hepatitis B, sufre herida lacerante con herramienta de trabajo agrícola. Consulta por síntomas de dolor abdominal, náuseas y vómitos. Signos vitales: TA 160/90 mmHg, FC 80 lpm, FR 20 rpm, Temp 39.2°C. El paciente está siendo tratado con analgésicos y medicamentos homeopáticos suministrados en farmacia local.

<u>Preguntas:</u>

1. ¿Cuáles podrían ser los posibles efectos secundarios de los medicamentos antihipertensivos utilizados por el paciente? - Esta pregunta busca evaluar la comprensión de los estudiantes sobre los efectos adversos comunes de los medicamentos antihipertensivos.

2. ¿Cómo pueden los efectos colaterales de los medicamentos interferir con la adherencia al tratamiento? - Se busca explorar la comprensión de los estudiantes sobre el impacto de los efectos colaterales en la adherencia al tratamiento.

3. ¿Qué estrategias podrían implementarse para prevenir los efectos tóxicos de los medicamentos en pacientes con enfermedades crónicas como la hipertensión y la diabetes? - Evaluación de la capacidad de los estudiantes para proponer medidas preventivas frente a los efectos tóxicos en pacientes con comorbilidades.

4. ¿Cuáles son las posibles consecuencias de una falla terapéutica en el manejo de la hipertensión y la diabetes en este paciente? - Se busca que los estudiantes comprendan las implicaciones clínicas de la falla terapéutica en pacientes con condiciones crónicas.

5. ¿Qué factores podrían contribuir a una falla terapéutica en este caso clínico específico? - Evaluación de la capacidad de los estudiantes para identificar los factores de riesgo de falla terapéutica en pacientes con múltiples comorbilidades.

6. ¿Cómo se podría optimizar la terapia farmacológica en este paciente para minimizar los efectos adversos? - Se busca que los estudiantes propongan estrategias para mejorar la tolerabilidad del tratamiento farmacológico.

7. ¿Qué papel juega la farmacogenética en la predicción de los efectos adversos de los medicamentos en este paciente? - Evaluación de la comprensión de los estudiantes sobre el papel de la farmacogenética en la personalización del tratamiento.

8. ¿Cuáles son las diferencias entre efectos adversos y reacciones alérgicas a los medicamentos y cómo se pueden distinguir en la práctica clínica? - Se busca que los estudiantes diferencien entre los diferentes tipos de reacciones medicamentosas y su manejo.

9. ¿Qué estrategias de manejo podrían implementarse para abordar los efectos secundarios gastrointestinales de los medicamentos en este paciente? - Evaluación de

la capacidad de los estudiantes para proponer medidas de manejo específicas para los efectos secundarios gastrointestinales.

10. ¿Cómo se podría mejorar la comunicación entre el paciente y el equipo de salud para abordar los problemas relacionados con los efectos adversos y la falla terapéutica? - Se busca que los estudiantes propongan estrategias para mejorar la comunicación y la colaboración interdisciplinaria en la gestión de los efectos adversos y la falla terapéutica.

Estos 10 puntos propenden por el desarrollo ordenado e intencional del desarrollo de la temática, se consideran una guía de refuerzo y realimentación para ir a la evaluación en la rúbrica que se encuentra al final de la UNIDAD.

RUBRICA DE EVALUACIÓN. Unidad CUATRO. Sesión Uno

Esta rúbrica consta se aspectos importantes para determinar el avance secuencial y de este modo permitirá evaluar de manera analítica y con criterios claros el desempeño de los estudiantes en el las sesiones de la UNIDAD CUATRO.

Criterio	Excelente	Sobresaliente	Aceptable	Bajo
Identificación de Efectos Farmacológicos	Identifica y clasifica correctamente todos los tipos de efectos.	Identifica y clasifica la mayoría de los tipos de efectos.	Identifica algunos tipos de efectos.	No identifica los tipos de efectos.
Análisis de Factores de Falla Terapéutica	Analiza de manera profunda y completa los factores de falla.	Analiza los factores de falla de forma clara.	Presenta un análisis superficial de los factores de falla.	No analiza los factores de falla.

| Gestión de Reacciones Adversas | Propone estrategias sólidas para gestionar las reacciones adversas. | Propone estrategias para gestionar algunas reacciones adversas. | Propone estrategias limitadas para gestionar las reacciones adversas. | No propone estrategias para gestionar las reacciones adversas. |

EdutekaLab. Idea (2024). " Farmacología: Fundamentos y Procesos". Edición: Calixto-Diana

V. UNIDAD 5: PARÁMETROS DE LA FARMACODINAMIA

1. Definición y objetivos de la farmacodinamia.
1.1 Relación entre la farmacodinamia y la farmacocinética.
1.2 Fases de la Farmacodinamia.
1.3 Unión del fármaco a su receptor.
1.4 Concepto de afinidad y especificidad.

INTRODUCCIÓN

El propósito fundamental de esta unidad es profundizar en el conocimiento de la farmacodinamia en el ejercicio de los profesional del área de la salud en formación. Demuestra en su aplicación las diferentes fases de la farmacodinamia, incluyendo la unión del fármaco a su receptor, el concepto de afinidad y especificidad, y los mecanismos de acción de los fármacos. Los estudiantes aprenderán los principios de afinidad, especificidad y unión del fármaco a su receptor en la práctica clínica, con el fin de optimizar la selección y el uso de medicamentos de manera efectiva.

Duración: 1 sesión de clase de 4 horas.

Objetivos de la sesión de la unidad

- Recordar la definir la farmacodinamia y comprender sus fases principales, así como reconocer la relación entre la fases iniciales de la farmacocinética y la farmacodinamia.

Se usarán recursos didácticos en la sesión que ilustren la interacción entre estos dos conceptos y su impacto en la eficacia y seguridad de los tratamientos farmacológicos.

- Identificar y describir las diferentes fases de la farmacodinamia, incluyendo la unión del fármaco a su receptor, el concepto de afinidad y especificidad, y los mecanismos de acción de los fármacos. Se implementará una sesión de asignación de casos clínicos simulados para ser analizados y que ejemplifiquen cada fase de la farmacodinamia, promoviendo la discusión crítica y la aplicación práctica de los conceptos aprendidos.

- Aplicar los principios de afinidad, especificidad y unión del fármaco a su receptor en la práctica clínica, con el fin de optimizar la selección y el uso de medicamentos. Los estudiantes podrán analizar casos clínicos simulados, identificar los factores que influyen en la interacción fármaco-receptor y desarrollar estrategias para mejorar la eficacia y seguridad de los tratamientos farmacológicos.

<u>Recursos Materiales:</u>

- Software completo de alta fidelidad en realismo clínica con capacidad de simular los signos vitales.
- Monitores de signos vitales (respiración, frecuencia cardíaca, temperatura).
- Elementos de Protección Personal – EPP: (guantes, mascarillas faciales, batas).
- Agenda de registro de signos vitales y formato de registro clínico: hoja neurológica o triage urgencias
- Escala de Glasgow impresa.
- Dispositivos médicos: fonendoscopio, termómetro, linterna, pulsoxímetro.

SESIÓN UNO. : **Introducción a la Farmacodinamia.** Aprendizaje Colaborativo

Actividad 1: Conceptos Básicos. **(1 hora)**

Inicia el docente de simulación planteando algunas situaciones relacionadas con las fases de la farmacodinamia en la que pide al grupo de estudiantes enlistar términos que permitan asociar situaciones, signos y cuidados específicos y cada uno explica desde sus saberes previos el comienzo de la actividad se realiza una breve explicación de la farmacodinamia y sus objetivos principales. Los estudiantes participarán en una discusión grupal para unificar la definición del proceso de la farmacodinamia y su importancia en la práctica clínica, permitiendo que puedan interactuar con el simulador cuando se da la unión del fármaco a su receptor y así evidenciar los cambios fisiológicos, sintomáticos y patrones alterados según sea el caso. De esta manera, podrán visualizar de forma más concreta y dinámica estos conceptos abstractos, lo que facilitará su comprensión.

En un entorno simulado y virtual de aprendizaje los estudiantes puedan interactuar con los monitores, simuladores para evidenciar el proceso de unión del fármaco a su receptor. De esta manera, podrán visualizar de forma más concreta y dinámica estos conceptos abstractos, lo que facilitará su comprensión.

Actividad 2: Relación entre Farmacodinamia y Farmacocinética **(2 horas)**

Los estudiantes realizarán una actividad que consiste en taller práctico donde analizarán la relación entre la farmacodinamia y la farmacocinética. Se presentarán distintos fármacos de uso clínicos para discutir cómo influyen en la efectividad de los tratamientos farmacológicos.

Aportar listas de datos farmacológicos, características de las moléculas y mostrar a los estudiantes cómo la farmacodinamia y la farmacocinética se relacionan en diferentes escenarios clínicos. Por ejemplo, se pueden utilizar algoritmos para simular la respuesta de un paciente a diferentes dosis de un fármaco y cómo esto afecta la unión del fármaco a su receptor.

Actividad 3: Unión del Fármaco a su Receptor **(1 hora)**

Por grupos realizarán una presentación de distintas moléculas en sus respectivas presentaciones las cuales tienen un proceso de unión del fármaco a su receptor mas comunes, explicando el concepto de afinidad y especificidad. Los estudiantes resolverán ejercicios prácticos para comprender mejor este proceso a nivel molecular. Permitir que los estudiantes puedan "sumergirse" en situaciones reales o vivenciales en donde a manera de experiencia pueda concluir como el proceso de unión del fármaco a su receptor se dá de manera visible, medible y monitoreada para así poder comprender mejor los conceptos de afinidad y especificidad a nivel sistémico.

Para enriquecer esta actividad, se sugiera a cada estudiante estudios de casos específicos basados en sus áreas de fortaleza y debilidad identificadas previamente. Esto permitirá una mayor personalización del aprendizaje y una mejor comprensión de los mecanismos de acción de los fármacos.

<u>Análisis de Caso Clínico</u>

Esta parte evaluativa les permitirá a los estudiantes practicar la toma de decisiones clínicas de forma segura y mejorar sus habilidades de razonamiento clínico para analizar en tiempo real las argumentaciones de los estudiantes durante el debate final y proporcionar retroalimentación instantánea sobre la validez de sus argumentos. Además, estos espacios permiten organizar y resumir las ideas clave discutidas en el debate, facilitando así la reflexión final de los estudiantes sobre la importancia de la farmacodinamia en su práctica futura.

CASO CLÍNICO

"Desentrañando los Secretos de la Acción de los Fármacos: Un Viaje a través de la Farmacodinamia"

Objetivo pedagógico:

Los estudiantes serán capaces de remembrar, puntualizar los conceptos generales de la farmacodinamia, comprender la relación entre la farmacocinética y la farmacodinamia, las fases de la acción farmacológica, la unión del fármaco a su receptor, y los conceptos de afinidad y especificidad. La intención es llevar a los estudiantes a la aplicación de estos conocimientos en la práctica clínica para optimizar la selección y el uso de medicamentos.

Metodología innovadora:

El monitor y simulaciones de realidad virtual permite que los estudiantes exploraren desde varios enfoques clínicos los conceptos clave de la farmacodinamia, incluyendo la unión del fármaco a su receptor y las diferentes fases de la acción farmacológica. Se complementará con debates en grupos pequeños para discutir casos clínicos simulados y reflexionar sobre la aplicación práctica de los conceptos aprendidos.

Recursos materiales:

- Software completo de alta fidelidad en realismo clínica con capacidad de simular los signos vitales.

- Monitores de signos vitales (respiración, frecuencia cardíaca, temperatura).

- Elementos de Protección Personal – EPP: (guantes, mascarillas faciales, batas).

- Agenda de registro de signos vitales y formato de registro clínico: hoja neurológica o triage urgencias

- Escala de Glasgow impresa.

- Dispositivos médicos: fonendoscopio, termómetro, linterna, pulsoxímetro.

- Pizarra o pantalla interactiva para facilitar la discusión en grupos pequeños

- Material didáctico impreso sobre los conceptos de farmacodinamia

Análisis de caso

Paciente femenina de 45 años con diagnóstico de Obesidad mórbida e HTA. La paciente presenta historia de diabetes mellitus tipo. Consulta por síntomas de cefalea intensa y mareos frecuentes. Signos vitales: TA 181/100 mmHg, FC 94 lpm, FR 15 rpm, Temp 37.0°C. La paciente está siendo tratada con un fármaco antihipertensivo, pero no ha experimentado mejoría en su presión arterial.

1. ¿Cuál es la definición de farmacodinamia y cuáles son sus objetivos principales en la práctica clínica? - Esta pregunta busca evaluar la comprensión general de los estudiantes sobre los conceptos fundamentales de la farmacodinamia y su relevancia en el manejo de los medicamentos.

2. ¿Cómo se relaciona la farmacodinamia con la farmacocinética y por qué es importante entender esta relación en el contexto clínico? - Se busca que los estudiantes comprendan la interacción entre estos dos conceptos y su impacto en la eficacia y seguridad de los tratamientos farmacológicos.

3. ¿Cuáles son las fases de la farmacodinamia y qué eventos ocurren en cada fase? - Evaluación de la comprensión de los estudiantes sobre las etapas de la acción farmacológica y los procesos que tienen lugar en cada una.

4. ¿Qué significa la unión del fármaco a su receptor y cómo influye en la respuesta farmacológica? - Se busca que los estudiantes comprendan el proceso de interacción entre el fármaco y su receptor y su implicación en la acción farmacológica.

5. ¿Cuál es el concepto de afinidad y especificidad en farmacodinamia y por qué son importantes en el diseño de fármacos? - Evaluación de la comprensión de los estudiantes sobre los conceptos de afinidad y especificidad y su relevancia en la selección de medicamentos.

6. ¿Cómo se pueden aplicar los conceptos de farmacodinamia en el manejo de la hipertensión arterial en este caso clínico específico? - Se busca que los estudiantes apliquen los conocimientos adquiridos en la práctica clínica para optimizar el tratamiento de la hipertensión arterial en el paciente.

7. ¿Qué factores podrían contribuir a la falta de respuesta al tratamiento antihipertensivo en esta paciente? - Evaluación de la capacidad de los estudiantes para identificar los posibles mecanismos de resistencia al tratamiento en el caso clínico presentado.

8. ¿Cómo se podría modificar el tratamiento antihipertensivo para mejorar la respuesta en esta paciente? - Se busca que los estudiantes propongan estrategias para ajustar el tratamiento farmacológico en función de la falta de respuesta observada.

9. ¿Qué implicaciones clínicas podrían tener los efectos secundarios de los medicamentos antihipertensivos en la salud de la paciente? - Evaluación de la comprensión de los estudiantes sobre los posibles riesgos asociados con el tratamiento farmacológico y su impacto en la salud del paciente.

10. ¿Cómo se podría realizar un seguimiento farmacoterapéutico efectivo en esta paciente para garantizar una respuesta óptima al tratamiento? - Se busca que los estudiantes propongan estrategias para monitorizar la respuesta al tratamiento y realizar ajustes según sea necesario.

Estos 10 puntos propenden por el desarrollo ordenado e intencional del desarrollo de la temática, se consideran una guía de refuerzo y realimentación para ir a la evaluación en la rúbrica que se encuentra al final de la UNIDAD.

RUBRICA DE EVALUACIÓN.

Esta rúbrica consta se aspectos importantes para determinar el avance secuencial y de este modo permitirá evaluar de manera analítica y con criterios claros el desempeño de los estudiantes en el las sesiones de la UNIDAD.

Criterios	Excelente	Sobresaliente	Aceptable	Bajo
Comprensión de la Farmacodinamia	Demuestra una comprensión profunda e integral de todos los conceptos abordados en clase.	Demuestra una comprensión clara y precisa de la mayoría de los conceptos abordados en clase.	Demuestra una comprensión básica de algunos conceptos, pero presenta confusiones en otros.	Demuestra una comprensión limitada de los conceptos fundamentales de la farmacodinamia.
Aplicación en Casos Clínicos	Aplica de manera efectiva los principios de afinidad, especificidad y unión del fármaco a su receptor en la resolución de casos clínicos.	Aplica correctamente la mayoría de los principios en la resolución de casos clínicos, con algunos errores menores.	Aplica de forma limitada los principios en la resolución de casos clínicos, con dificultades para justificar decisiones.	Presenta dificultades significativas en la aplicación de los principios en casos clínicos.
Participación y Debate	Participa activamente en las discusiones, aportando ideas relevantes y fundamentadas.	Participa de manera constante en las discusiones, aportando ideas pertinentes a la temática.	Participa de forma ocasional en las discusiones, con aportes poco fundamentados.	Presenta una participación mínima en las discusiones, sin aportes significativos.

EdutekaLab. Idea (2024). " Farmacología: Fundamentos y Procesos". Edición: Calixto-Diana

GLOSARIO FUNDAMENTAL ESPECIFICO DE FARMACOLOGÍA

1. Absorción: Proceso por el cual un fármaco pasa del sitio de administración al torrente sanguíneo. Proceso por el cual un fármaco pasa del sitio de administración al torrente sanguíneo. La absorción depende de factores como la vía de administración, la forma farmacéutica y las propiedades fisicoquímicas del fármaco.

2. Afinidad: La afinidad se refiere a la fuerza con la que un fármaco se une a su receptor. Cuanto mayor es la afinidad, más fuerte es la unión y menor es la concentración necesaria para ocupar los receptores.

3. Agonista: Fármaco que se une a un receptor y produce un efecto. Fármaco que se une a un receptor y produce un efecto. Los agonistas activan los receptores y generan una respuesta biológica específica en el organismo.

4. Agonista: Un agonista es una sustancia que se une a un receptor y produce una respuesta biológica. Puede ser un fármaco o una sustancia endógena que activa el receptor.

5. Agonista: Un agonista es un fármaco que se une a un receptor específico y activa una respuesta biológica. Actúa de manera similar a una sustancia endógena y desencadena una acción fisiológica en el organismo.

6. Ajuste de dosis: El ajuste de dosis es la modificación de la dosis de un fármaco para optimizar su eficacia y seguridad en un paciente individual. Puede ser necesario en

situaciones como insuficiencia renal o hepática, interacciones medicamentosas o variabilidad genética.

7. Antagonista: Fármaco que se une a un receptor y bloquea el efecto de un agonista. Fármaco que se une a un receptor y bloquea el efecto de un agonista. Los antagonistas impiden la activación de los receptores por agonistas, inhibiendo así la respuesta biológica.

8. Antagonista: Un antagonista es un fármaco que se une a un receptor sin activarlo, bloqueando la acción de un agonista o impidiendo la respuesta biológica. Actúa inhibiendo la actividad de un receptor específico.

9. Antagonismo competitivo: El antagonismo competitivo ocurre cuando un antagonista se une al mismo receptor que un agonista, compitiendo por el sitio de unión. Puede ser superado por dosis más altas del agonista.

10. Antagonismo no competitivo: El antagonismo no competitivo ocurre cuando un antagonista se une a un sitio diferente del receptor que el agonista, impidiendo la respuesta del agonista. No puede ser superado por dosis más altas del agonista.

11. Antagonista: Un antagonista es una sustancia que se une a un receptor sin activarlo, bloqueando la acción de un agonista. Impide que el agonista se una al receptor y produzca su efecto.

12. Aquí están las definiciones de los términos restantes de la lista, basadas en los resúmenes proporcionados:

13. Área bajo la curva (AUC): El área bajo la curva (AUC) es un parámetro farmacocinético que representa la exposición total a un fármaco en función del tiempo. Se calcula integrando la curva de concentración plasmática vs tiempo. Refleja la biodisponibilidad del medicamento.

14. Biodisponibilidad reducida: Una biodisponibilidad reducida significa que una menor fracción del fármaco administrado alcanza la circulación sistémica en forma

activa. Puede deberse a una absorción disminuida, metabolismo de primer paso aumentado o interacciones que reducen la cantidad de fármaco disponible.

15. Biodisponibilidad: Porcentaje de un fármaco que se absorbe y llega al torrente sanguíneo. Porcentaje de un fármaco que se absorbe y llega al torrente sanguíneo. La biodisponibilidad depende de factores como la vía de administración, la forma farmacéutica y las características del fármaco.

16. Biodisponibilidad: La biodisponibilidad se refiere a la fracción de un fármaco administrado que alcanza la circulación sistémica en su forma activa. Es un indicador clave de la eficacia de un fármaco y puede variar según la vía de administración y la forma farmacéutica utilizada.

17. Cambios fisiológicos: Los cambios fisiológicos son alteraciones en las funciones normales del organismo que pueden modificar la farmacocinética y farmacodinámica de los fármacos. Incluyen factores como edad, embarazo, lactancia o variaciones en el pH corporal.

18. Cambios patológicos: Los cambios patológicos son alteraciones en la estructura o función de órganos y tejidos causadas por enfermedades, que pueden modificar la farmacocinética y farmacodinámica de los fármacos. Incluyen trastornos como insuficiencia renal, hepática, cardíaca o gastrointestinal.

19. Cápsula: Forma farmacéutica que contiene un fármaco activo en polvo o líquido. Las cápsulas son formas farmacéuticas sólidas que consisten en un recipiente cerrado, generalmente de gelatina, que contiene un fármaco activo en forma de polvo, gránulos o líquido, diseñados para su administración oral.

20. Cinética de orden cero: La cinética de orden cero es un modelo farmacocinético en el que la velocidad de eliminación de un fármaco es constante e independiente de su concentración. Resulta en una disminución lineal de la concentración plasmática con el tiempo.

21. **Cinética de orden dos**: La cinética de orden dos es un modelo farmacocinético en el que la velocidad de eliminación de un fármaco es proporcional al cuadrado de su concentración. Tiene poca relevancia clínica y se observa en situaciones específicas.

22. **Cinética de orden fraccionario**: La cinética de orden fraccionario es un concepto que describe la velocidad de una reacción química o un proceso farmacocinético con una tasa de cambio no entera. Se aplica en situaciones donde la velocidad de absorción, distribución, metabolismo o eliminación de un fármaco no sigue un patrón de orden entero.

23. **Cinética de orden uno**: La cinética de orden uno es un modelo farmacocinético en el que la velocidad de eliminación de un fármaco es proporcional a su concentración. Resulta en una disminución exponencial de la concentración plasmática con el tiempo.

24. **Claridad (Cl)**: La claridad (Cl) o aclaramiento es un parámetro farmacocinético que representa el volumen de plasma que se limpia de fármaco por unidad de tiempo. Refleja la capacidad del organismo para eliminar el fármaco y depende de la función de los órganos eliminadores.

25. **Concentración bactericida mínima**: La concentración bactericida mínima es la menor concentración de un fármaco necesario para matar un porcentaje determinado de bacterias en una muestra. Es un indicador de la capacidad de un antimicrobiano para eliminar bacterias y se utiliza en la evaluación de la eficacia de los tratamientos.

26. **Concentración máxima (Cmax)**: Concentración máxima de un fármaco en el plasma sanguíneo. Concentración máxima de un fármaco en el plasma sanguíneo. La Cmax se alcanza después de la administración de una dosis y depende de la velocidad de absorción del fármaco. La concentración máxima (Cmax) es el valor más alto de concentración plasmática de un fármaco alcanzado después de su administración.

Depende de la dosis, la vía de administración y las características farmacocinéticas del medicamento.

27. Concentración mínima inhibidora: La concentración mínima inhibidora es la menor concentración de un fármaco necesario para inhibir el crecimiento de un microorganismo patógeno. Es un parámetro importante en la determinación de la eficacia de los antimicrobianos y en el tratamiento de infecciones.

28. Concentración plasmática: Nivel de un fármaco en el plasma sanguíneo. Nivel de un fármaco en el plasma sanguíneo. La concentración plasmática depende de la dosis administrada, la vía de administración y los procesos farmacocinéticos.

29. Constante de eliminación (Ke): La constante de eliminación (Ke) es un parámetro que describe la velocidad de eliminación de un fármaco del organismo. Representa la fracción de fármaco eliminada por unidad de tiempo. Se utiliza para calcular la semivida de eliminación.

30. Crema: Forma farmacéutica semisólida para aplicación tópica. Las cremas son formas farmacéuticas semisólidas de consistencia suave y untuosa, compuestas por una emulsión de agua en aceite o aceite en agua, diseñadas para su aplicación sobre la piel o membranas mucosas.

31. Cumplimiento del tratamiento: El cumplimiento del tratamiento se refiere al grado en que un paciente sigue las indicaciones de su tratamiento farmacológico. El incumplimiento puede llevar a falla terapéutica, recurrencia de la enfermedad o desarrollo de resistencia.

32. Curva de eliminación: La curva de eliminación es una representación gráfica de la disminución de la concentración plasmática de un fármaco en función del tiempo después de alcanzar el pico de concentración. Refleja la velocidad de eliminación del medicamento.

33. Curva dosis concentración: La curva dosis-concentración es una representación gráfica que muestra la relación entre la dosis de un fármaco administrado y la concentración plasmática resultante. Permite predecir la concentración en función de la dosis y viceversa.

34. Curva dosis-efecto: La curva dosis-efecto es una representación gráfica que muestra la relación entre la dosis de un fármaco y la magnitud del efecto farmacológico producido. Permite determinar la potencia y eficacia de un fármaco.

35. Curva dosis-respuesta: La curva dosis-respuesta es una representación gráfica que muestra la relación entre la dosis de un fármaco y la magnitud de la respuesta biológica o efecto terapéutico producido. Permite determinar la potencia y eficacia de un fármaco.

36. Curva logarítmica dosis-efecto: La curva logarítmica dosis-efecto es una representación gráfica de la relación entre el logaritmo de la dosis de un fármaco y el efecto producido. Permite determinar la potencia y eficacia de manera más precisa.

37. Curva sigmoidea dosis-efecto: La curva sigmoidea dosis-efecto es una representación gráfica de la relación entre la dosis de un fármaco y el efecto producido, con una forma de "S". Refleja la cooperatividad entre los sitios de unión del receptor.

38. Dependencia a fármacos: La dependencia a fármacos es un estado en el cual el organismo se vuelve física o psicológicamente dependiente de un fármaco para funcionar normalmente. Puede resultar en síntomas de abstinencia si se interrumpe bruscamente el tratamiento.

39. Dependencia: La dependencia es un estado en el cual el organismo necesita la presencia continua de un fármaco para funcionar normalmente. Su suspensión brusca puede producir síntomas de abstinencia.

40. Distribución: Proceso por el cual un fármaco se distribuye en el organismo. Proceso por el cual un fármaco se distribuye en el organismo. La distribución está influenciada por factores como el flujo sanguíneo, la unión a proteínas plasmáticas y la liposolubilidad del fármaco.

41. Dosificación continua: La dosificación continua es un régimen de administración de fármacos sin interrupciones, manteniendo una infusión constante o dosis repetidas a intervalos regulares. Permite mantener concentraciones plasmáticas estables.

42. Dosificación intermitente: La dosificación intermitente es un régimen de administración de fármacos con períodos de descanso entre dosis o ciclos de tratamiento. Permite la recuperación de los tejidos entre exposiciones al fármaco.

43. Dosis acumulativa: La dosis acumulativa es la suma total de dosis individuales de un fármaco administrado durante un período de tiempo determinado. Es relevante en tratamientos prolongados donde se puede producir acumulación del medicamento.

44. Dosis de carga: Dosis inicial alta de un fármaco para alcanzar rápidamente la concentración terapéutica. La dosis de carga se utiliza para lograr rápidamente niveles terapéuticos en el organismo, especialmente en situaciones donde se requiere una acción inmediata del fármaco. Dosis inicial alta de un fármaco para alcanzar rápidamente la concentración terapéutica. La dosis de carga se utiliza para lograr rápidamente niveles terapéuticos en el organismo, especialmente en situaciones donde se requiere una acción inmediata del fármaco. La dosis de carga es una dosis inicial alta de un fármaco administrado para alcanzar rápidamente una concentración terapéutica en el organismo. Se utiliza para lograr efectos terapéuticos inmediatos antes de continuar con dosis de mantenimiento.

45. Dosis de mantenimiento: Dosis diaria de un fármaco para mantener la concentración terapéutica. La dosis de mantenimiento se administra de forma

regular para mantener niveles terapéuticos constantes en el organismo y garantizar la eficacia del tratamiento a lo largo del tiempo. Dosis diaria de un fármaco para mantener la concentración terapéutica5. La dosis de mantenimiento se administra de forma regular para mantener niveles terapéuticos constantes en el organismo y garantizar la eficacia del tratamiento a lo largo del tiempo. La dosis de mantenimiento es la cantidad de un fármaco que se administra de forma regular y continua para mantener una concentración terapéutica estable en el organismo a lo largo del tiempo. Se utiliza para asegurar la eficacia del tratamiento a largo plazo.

46. Dosis efectiva: Cantidad de fármaco necesaria para producir un efecto terapéutico. Cantidad de fármaco necesaria para producir un efecto terapéutico. La dosis efectiva es la cantidad de fármaco requerida para lograr el efecto deseado en el tratamiento de una enfermedad específica.

47. Dosis inadecuada: Una dosis inadecuada es aquella que no logra alcanzar los niveles terapéuticos deseados en el organismo. Puede deberse a errores de dosificación, problemas de absorción, interacciones o cambios fisiológicos que alteran la farmacocinética.

48. Dosis letal (LD50): La dosis letal 50 (LD50) es la dosis de un fármaco que causa la muerte del 50% de los animales de experimentación. Se utiliza como medida de toxicidad aguda y para comparar la toxicidad entre diferentes fármacos.

49. Dosis máxima tolerada: La dosis máxima tolerada es la cantidad máxima de un fármaco que un paciente puede recibir sin experimentar efectos adversos inaceptables. Es importante determinar esta dosis para garantizar la seguridad del tratamiento.

50. Dosis múltiples: Las dosis múltiples se refieren a la administración repetida de un fármaco en intervalos regulares. Permiten mantener concentraciones plasmáticas estables y efectos terapéuticos constantes.

51. Dosis tóxica: Cantidad de fármaco que produce un efecto adverso. Cantidad de fármaco que produce un efecto adverso. La dosis tóxica es la cantidad de fármaco que puede causar daño o efectos secundarios no deseados en el organismo.

52. Dosis umbral: La dosis umbral es la dosis mínima de un fármaco necesaria para producir un efecto detectable. Por debajo de esta dosis, no se observa respuesta farmacológica.

53. Dosis única: La dosis única se refiere a la administración de una sola dosis de un fármaco. Permite evaluar la farmacocinética sin la influencia de dosis previas o posteriores.

54. Dosis: La dosis es la cantidad de fármaco que se administra a un paciente en un intervalo de tiempo determinado. Es crucial para lograr el efecto terapéutico deseado y evitar efectos adversos.

55. EC50 (concentración efectiva media): La EC50 es la concentración de un fármaco que produce el 50% del efecto máximo. Indica la potencia del fármaco y se utiliza para comparar la potencia entre diferentes agonistas.

56. ED50 (dosis efectiva media): La ED50 es la dosis de un fármaco que produce el 50% del efecto máximo. Al igual que la EC50, indica la potencia del fármaco y se utiliza para comparar la potencia entre diferentes agonistas.

57. Efecto adverso: Reacción negativa no deseada producida por un fármaco. Un efecto adverso es una respuesta nociva e indeseable causada por la administración de un fármaco, que puede variar en gravedad y manifestarse de diversas formas, desde leves molestias hasta efectos potencialmente graves.

58. Efecto de techo: El efecto de techo se refiere a la ausencia de un mayor efecto farmacológico a pesar de aumentar la dosis del fármaco. Indica que se ha alcanzado el efecto máximo y que dosis más altas no producirán un incremento adicional en la respuesta.

59. Efecto farmacológico: Acción de un fármaco en el organismo. Acción de un fármaco en el organismo. El efecto farmacológico es el resultado de la interacción entre un fármaco y su receptor, que puede ser terapéutico o adverso.

60. Efecto máximo (Emax): El efecto máximo (Emax) es el efecto farmacológico más alto que puede producir un fármaco, independientemente del aumento de la dosis. Representa el techo o meseta de la curva dosis-efecto.

61. Efecto placebo: El efecto placebo es una mejora en los síntomas o signos de un paciente después de recibir un tratamiento inerte o simulado, atribuible a factores psicológicos y emocionales. Puede enmascarar o potenciar los efectos de un fármaco.

62. Efecto placebo: El efecto placebo es un fenómeno en el que un paciente experimenta mejoría en sus síntomas después de recibir un tratamiento inerte o simulado, como una pastilla de azúcar. Este efecto se atribuye a la respuesta psicológica y emocional del paciente, y puede influir en la percepción de la eficacia de un tratamiento. El efecto placebo es una mejoría en los síntomas de un paciente después de recibir un tratamiento inerte o simulado, atribuible a factores psicológicos y emocionales. Puede enmascarar o potenciar los efectos de un fármaco.

63. Efecto submáximo: Un efecto submáximo es un efecto farmacológico que se encuentra por debajo del efecto máximo que puede producir un fármaco. Ocurre cuando la dosis administrada no es suficiente para alcanzar el efecto máximo.

64. Efecto subterapéutico: Un efecto subterapéutico es un efecto farmacológico que no alcanza el nivel terapéutico deseado. Ocurre cuando la dosis administrada es insuficiente para producir el efecto terapéutico esperado.

65. Efecto supraterapéutico: Un efecto supraterapéutico es un efecto farmacológico que excede el nivel terapéutico deseado. Ocurre cuando la dosis administrada es

demasiado alta y produce efectos que van más allá de los efectos terapéuticos buscados.

66. Efecto terapéutico: Acción beneficiosa de un fármaco en el tratamiento de una enfermedad. Acción beneficiosa de un fármaco en el tratamiento de una enfermedad. El efecto terapéutico de un fármaco se refiere a su capacidad para producir mejoras en la salud del paciente, aliviar los síntomas o tratar una enfermedad específica de manera beneficiosa.

67. Eficacia: La eficacia de un fármaco se refiere a la capacidad máxima de un agonista para producir una respuesta biológica. Está relacionada con el Emax y determina el efecto terapéutico máximo que puede alcanzar un fármaco.

68. Eliminación acelerada: Una eliminación acelerada se refiere a un aumento en la velocidad de excreción del fármaco del organismo, lo que disminuye sus concentraciones plasmáticas. Puede deberse a inducción enzimática, aumento del flujo sanguíneo renal o factores genéticos.

69. Eliminación: Proceso por el cual un fármaco es eliminado del organismo. Proceso por el cual un fármaco es eliminado del organismo. La eliminación se produce principalmente por vía renal, aunque también puede ocurrir por vía biliar o pulmonar.

70. Errores de medicación: Los errores de medicación son cualquier evento prevenible que puede causar o llevar al uso inadecuado de un medicamento o daño al paciente. Pueden ocurrir en cualquier etapa del proceso de utilización de los fármacos.

71. Especificidad: La especificidad se refiere a la capacidad de un fármaco para unirse selectivamente a un receptor determinado. Cuanto más específico es un fármaco, menos probabilidad hay de que interactúe con otros receptores y produzca efectos no deseados.

72. Estudios de bioequivalencia: Los estudios de bioequivalencia comparan la biodisponibilidad de dos formulaciones de un mismo fármaco para determinar si son equivalentes en términos de absorción y concentración.

73. Excipientes: Los excipientes son los componentes inactivos de un medicamento que se utilizan para darle forma, estabilidad, sabor o color. No tienen actividad farmacológica directa, pero son fundamentales para la formulación y administración de los fármacos.

74. Factores de riesgo de falla terapéutica: Los factores de riesgo de falla terapéutica son características o condiciones que aumentan la probabilidad de que un tratamiento farmacológico fracase. Incluyen variables del paciente, del fármaco, de la enfermedad o del entorno que pueden contribuir a la ineficacia del tratamiento.

75. Falla en el tratamiento: La falla en el tratamiento ocurre cuando un paciente no responde adecuadamente a un régimen terapéutico, ya sea por ineficacia del fármaco, resistencia, interacciones, reacciones adversas o incumplimiento del tratamiento.

76. Fallo en la dosificación: El fallo en la dosificación se refiere a errores en la prescripción, preparación o administración de un fármaco, lo que puede resultar en dosis inadecuadas y falla terapéutica. Incluye problemas como cálculos erróneos o confusión de unidades.

77. Fármaco biosimilar: Fármaco biotecnológico similar a un fármaco de referencia. Los fármacos biosimilares son medicamentos biológicos altamente similares a un producto biológico de referencia, en términos de calidad, seguridad y eficacia, que se desarrollan una vez que expira la patente del fármaco original.

78. Fármaco biotecnológico: Fármaco producido mediante tecnología biotecnológica. Los fármacos biotecnológicos son moléculas complejas, como proteínas o

anticuerpos, que se producen utilizando técnicas de ingeniería genética y cultivos celulares.

79. Fármaco de absorción bucal: Un fármaco de absorción bucal es aquel que se absorbe a través de la mucosa bucal y llega directamente al torrente sanguíneo, impidiendo el paso por el tracto gastrointestinal. Esto permite una absorción rápida y evita el metabolismo del primer paso hepático.

80. Fármaco de absorción controlada: Un fármaco de absorción controlada es aquel cuya absorción en el organismo está regulada para mantener niveles plasmáticos constantes y predecibles. Esto se logra mediante formulaciones especiales que controlan la velocidad de absorción.

81. Fármaco de absorción intestinal: Un fármaco de absorción intestinal es aquel que se absorbe en el intestino delgado después de su administración oral.

82. Fármaco de absorción lenta: Un fármaco de absorción lenta es aquel cuya absorción en el organismo ocurre de manera gradual y prolongada en el tiempo. Esto puede resultar en una liberación sostenida del fármaco y una duración prolongada de sus efectos terapéuticos.

83. Fármaco de absorción prolongada: Un fármaco de absorción prolongada es aquel que se absorbe lentamente en el organismo y mantiene concentraciones terapéuticas durante un período extendido. Esto permite reducir la frecuencia de administración y mantener una acción terapéutica constante.

84. Fármaco de absorción rápida: Un fármaco de absorción rápida es aquel que se absorbe rápidamente en el organismo después de su administración, lo que resulta en una rápida aparición de efectos terapéuticos. Esta característica es importante en situaciones donde se necesita una acción rápida del fármaco.

85. Fármaco de acción corta: Un fármaco de acción corta es aquel que produce efectos terapéuticos rápidos pero de corta duración en el organismo. Su acción se manifiesta de manera inmediata y se mantiene por un período breve.

86. Fármaco de acción inmediata: Un fármaco de acción inmediata es aquel que produce efectos terapéuticos de manera instantánea después de su administración. Su rápida absorción y acción permiten un alivio inmediato de los síntomas.

87. Fármaco de acción intermedia: Un fármaco de acción intermedia es aquel cuyos efectos terapéuticos se manifiestan de manera moderada y se mantienen durante un período intermedio en el organismo. Su liberación controlada permite una acción equilibrada y constante.

88. Fármaco de acción lenta: Un fármaco de acción lenta es aquel cuyos efectos terapéuticos se manifiestan gradualmente en el organismo y se mantienen durante un período prolongado. Su liberación controlada permite una acción sostenida a lo largo del tiempo.

89. Fármaco de acción prolongada: Un fármaco de acción prolongada es aquel que produce efectos terapéuticos durante un período extendido después de su administración. Su liberación controlada permite mantener concentraciones terapéuticas constantes en el organismo.

90. Fármaco de acción rápida: Fármaco que produce efectos terapéuticos de manera veloz. Los fármacos de acción rápida son medicamentos que, debido a sus características farmacocinéticas y farmacodinámicas, producen efectos terapéuticos de manera casi inmediata después de su administración, lo que permite un alivio rápido de los síntomas en situaciones de emergencia. Estos fármacos suelen tener una absorción y distribución rápidas, alcanzando concentraciones efectivas en el sitio de acción de manera veloz. Algunos ejemplos

incluyen los broncodilatadores inhalados para el tratamiento del asma, los nitratos sublinguales para el alivio del dolor anginoso, y los analgésicos parenterales para el manejo del dolor agudo. Un fármaco de acción rápida es aquel que produce efectos terapéuticos de manera veloz después de su administración. Su rápida absorción y acción permiten un alivio inmediato de los síntomas.

91. Fármaco de combinación: Fármaco que contiene dos o más principios activos. Los fármacos de combinación son medicamentos que contienen dos o más sustancias activas en una sola forma farmacéutica, con el objetivo de tratar enfermedades complejas o mejorar la eficacia terapéutica.

92. Fármaco de diseño: Fármaco diseñado para actuar sobre una diana específica. Los fármacos de diseño se desarrollan mediante técnicas de química computacional y modelado molecular para interactuar selectivamente con una proteína o receptor específico.

93. Fármaco de investigación: Fármaco en fase de investigación clínica. Los fármacos de investigación son medicamentos que se encuentran en proceso de desarrollo y evaluación clínica para determinar su seguridad y eficacia antes de ser aprobados para su uso comercial.

94. Fármaco de liberación inmediata: Un fármaco de liberación inmediata es aquel cuya forma farmacéutica permite una liberación rápida y completa del principio activo en el organismo. Esto resulta en una rápida absorción y aparición de efectos terapéuticos.

95. Fármaco de liberación modificada: Fármaco que se libera de manera controlada en el organismo. Los fármacos de liberación modificados son medicamentos que utilizan sistemas de liberación especiales para controlar la velocidad y el lugar de liberación del principio activo en el organismo, con el fin de optimizar la eficacia terapéutica y minimizar los efectos adversos. Un fármaco de liberación modificada

es aquel cuya forma farmacéutica ha sido diseñada para liberar el principio activo de manera controlada en el organismo, adaptando la velocidad y el lugar de liberación según las necesidades terapéuticas.

96. Fármaco de liberación programada: Un fármaco de liberación programada es aquel cuya forma farmacéutica libera el principio activo de acuerdo con un programa preestablecido, permitiendo una acción terapéutica específica en momentos determinados. Fármaco que se libera lentamente en el organismo. Los fármacos de liberación prolongada son medicamentos diseñados para liberar el principio activo de manera gradual y sostenida en el tiempo, lo que permite mantener concentraciones terapéuticas estables en el organismo y reducir la frecuencia de administración.

97. Fármaco de liberación pulsátil: Un fármaco de liberación pulsátil es aquel cuya forma farmacéutica libera el principio activo en pulsos intermitentes, lo que permite una acción terapéutica específica en determinados momentos y controlados.

98. Fármaco de liberación retardada: Un fármaco de liberación retardada es aquel cuya forma farmacéutica está diseñada para liberar el principio activo de manera gradual en el organismo, retrasando su absorción y prolongando su acción terapéutica.

99. Fármaco de liberación sostenida: Un fármaco de liberación sostenida es aquel cuya forma farmacéutica permite una liberación prolongada y constante del principio activo en el organismo. Esto resulta en una acción terapéutica mantenida durante un período prolongado.

100. Fármaco de primera línea: Fármaco de elección para el tratamiento de una enfermedad. Los fármacos de primera línea son aquellos recomendados como

primera opción terapéutica debido a su eficacia, seguridad y perfil de efectos secundarios en el tratamiento de una enfermedad específica.

101. Fármaco de rescate: Fármaco utilizado en caso de emergencia. Los fármacos de rescate son aquellos que se administran en situaciones críticas o de emergencia para revertir efectos adversos graves, controlar síntomas agudos o salvar la vida del paciente.

102. Fármaco de segunda línea: Fármaco utilizado cuando el de primera línea no es efectivo. Los fármacos de segunda línea se emplean como alternativa cuando el tratamiento inicial no logra los resultados esperados o cuando existen contraindicaciones para el uso del fármaco de primera elección.

103. Fármaco de uso compasivo: Fármaco utilizado en pacientes con enfermedades graves. Los fármacos de uso compasivo son medicamentos que aún no han sido aprobados para su comercialización, pero que se utilizan en pacientes con enfermedades graves o que ponen en riesgo la vida, cuando no existen otras alternativas terapéuticas disponibles.

104. Fármaco genérico: Fármaco equivalente a un fármaco de marca. Los fármacos genéricos son medicamentos que contienen el mismo principio activo, en la misma dosis y forma farmacéutica que un fármaco de marca, pero que se comercializan a un precio más bajo una vez que expira la patente del fármaco original.

105. Fármaco génico: Fármaco que actúa sobre el ADN o el ARN. Los fármacos génicos son moléculas diseñadas para interactuar con material genético, como el ADN o el ARN, con el fin de modular la expresión génica o corregir defectos genéticos.

106. Fármaco huérfano: Fármaco para enfermedades raras. Los fármacos huérfanos son medicamentos destinados al tratamiento de enfermedades poco frecuentes o raras, que afectan a un número limitado de pacientes. Debido a la baja prevalencia

de estas enfermedades, el desarrollo de fármacos huérfanos suele recibir incentivos y apoyo especial por parte de las autoridades sanitarias.

107. Fármaco huésped: Fármaco que se une a una proteína del huésped. Los fármacos huésped son moléculas que se unen a proteínas del organismo hospedador, como las proteínas plasmáticas, para modular su función o evitar su degradación.

108. Fármaco liberado: Un fármaco liberado es aquel que ha sido liberado de su forma farmacéutica y está disponible para su absorción en el organismo. La liberación del fármaco es un paso crucial para que pueda ejercer su efecto terapéutico.

109. Fármaco no liberado: Un fármaco no liberado es aquel que aún se encuentra retenido en su forma farmacéutica y no ha sido liberado para su absorción. Puede requerir más tiempo o condiciones específicas para su liberación y acción terapéutica.

110. Fármaco patógeno: Fármaco que se une a una proteína del patógeno. Los fármacos patógenos son moléculas diseñadas para interactuar con proteínas específicas de microorganismos patógenos, como bacterias o virus, con el fin de inhibir su crecimiento o replicación.

111. Fármaco: Sustancia química que produce un efecto terapéutico en el organismo. Un fármaco es una sustancia química diseñada para interactuar con el cuerpo humano con el fin de prevenir, diagnosticar, tratar o aliviar síntomas de enfermedades, actuación sobre sistemas biológicos específicos.

112. Farmacocinética alterada: Una farmacocinética alterada se refiere a cambios en los procesos de absorción, distribución, metabolismo o eliminación de un fármaco, lo que modifica sus concentraciones en el organismo. Puede deberse a factores genéticos, fisiológicos, patológicos o interacciones.

113. Farmacocinética de primer paso hepático: La farmacocinética de primer paso hepático describe el proceso en el cual un fármaco administrado por vía oral es

metabolizado por el hígado antes de llegar a la circulación sistémica. Este fenómeno puede reducir la cantidad de fármaco activo que llega a la circulación general.

114. Farmacocinética no lineal: La farmacocinética no lineal se refiere a situaciones en las que la relación entre la dosis de un fármaco y su concentración en el organismo no es proporcional. En estos casos, los cambios en la dosis pueden resultar en cambios no proporcionales en la concentración plasmática del fármaco.

115. Farmacocinética poblacional: La farmacocinética poblacional es un enfoque que considera las variaciones interindividuales en la farmacocinética de los fármacos dentro de una población. Permite modelar y predecir cómo la variabilidad genética, fisiológica y ambiental influye en la respuesta a los tratamientos farmacológicos a nivel poblacional.

116. Farmacocinética: Estudio de la absorción, distribución, metabolismo y eliminación de fármacos. Estudio de la absorción, distribución, metabolismo y eliminación de fármacos. La farmacocinética es la rama de la farmacología que estudia la absorción, distribución, metabolismo y eliminación de los fármacos en el organismo. Comprende cómo los fármacos entran al cuerpo, se distribuyen en los tejidos, se transforman y se eliminan, lo que es fundamental para comprender su eficacia y seguridad terapéutica.

117. Farmacodinamia: Estudio de los efectos de los fármacos en el organismo. Estudio de los efectos de los fármacos en el organismo. La farmacodinamia se centra en cómo los fármacos interactúan con los receptores celulares y las respuestas biológicas que generan en el organismo. La farmacodinamia es la rama de la farmacología que estudia los efectos bioquímicos y fisiológicos de los fármacos en el organismo. Se centra en cómo los fármacos interactúan con los receptores y desencadenan respuestas biológicas.

118. Farmacodinámica modificada: La farmacodinámica modificada implica cambios en los efectos de un fármaco sobre el organismo, ya sea en su mecanismo de acción, sitio de unión o respuesta biológica. Puede deberse a factores genéticos, fisiológicos, patológicos o interacciones.

119. Farmacoeconomía: La farmacoeconomía es una disciplina que evalúa los costos y beneficios de los tratamientos farmacológicos, considerando aspectos económicos y de salud pública para optimizar el uso de los recursos en el ámbito de la salud.

120. Farmacogenética: Estudio de la relación entre los genes y la respuesta a fármacos. La farmacogenética se centra en el estudio de variaciones específicas en genes individuales y su impacto en la respuesta a fármacos. La farmacogenética estudia cómo las variaciones genéticas individuales afectan la respuesta a los fármacos. Permite predecir la eficacia y seguridad de los medicamentos en función del perfil genético del paciente. Se enfoca en el estudio de cómo las variaciones genéticas individuales influyen en la respuesta de un paciente a un fármaco. Analiza cómo los genes afectan la metabolización de los fármacos, lo que puede explicar diferencias en la eficacia y los efectos secundarios entre pacientes.

121. Farmacogenómica: Estudio de la relación entre los genes y la respuesta a fármacos. La farmacogenómica investiga cómo las variaciones genéticas influyen en la eficacia y seguridad de los fármacos, con el objetivo de personalizar el tratamiento, analiza a escala genómica cómo los genes y sus variaciones influyen en la respuesta a los fármacos. Busca desarrollar tratamientos farmacológicos personalizados en base al perfil genético de cada individuo. Estudia cómo las variaciones genéticas afectan la respuesta de un individuo a los fármacos. Analiza cómo los genes influyen en la eficacia y seguridad de los tratamientos farmacológicos.

122. Farmacología clínica: Aplicación de la farmacología en la práctica médica. La farmacología clínica se enfoca en el uso de los fármacos en pacientes reales, considerando aspectos como la dosificación, interacciones, efectos adversos y monitorización terapéutica, se enfoca en el uso de los fármacos en pacientes reales, considerando aspectos como la dosificación, interacciones, efectos adversos y monitorización terapéutica.

123. Farmacología molecular: La farmacología molecular es una disciplina que estudia la interacción entre los fármacos y las moléculas biológicas a nivel molecular. Analiza cómo los fármacos afectan los procesos celulares y moleculares en el organismo.

124. Farmacología: Estudio de los fármacos y sus efectos en el organismo. La farmacología es una disciplina que investiga cómo los fármacos interactúan con el cuerpo humano, comprendiendo su absorción, distribución, metabolismo y excreción, así como sus efectos terapéuticos y adversos.

125. Farmacorresistencia bacteriana: La farmacorresistencia bacteriana es la capacidad de las bacterias para resistir los efectos de los antibióticos u otros fármacos antimicrobianos. Es un problema grave de salud pública que dificulta el tratamiento de infecciones y puede llevar a la propagación de cepas bacterianas resistentes.

126. Farmacorresistencia: La farmacorresistencia es un término general que se refiere a la capacidad de células, tejidos u organismos de resistir los efectos de los fármacos. Puede aplicarse a resistencia bacteriana, viral, tumoral o a múltiples fármacos. La farmacorresistencia es la capacidad que desarrollan ciertos microorganismos o células cancerosas para resistir los efectos de los fármacos. Es un desafío importante en el tratamiento de infecciones y cáncer, ya que puede limitar la eficacia de los tratamientos.

127. Farmacoterapia: La farmacoterapia es el uso de fármacos para el tratamiento de enfermedades. Incluye la selección, dosificación y monitorización de los medicamentos para lograr resultados terapéuticos óptimos.

128. Farmacovigilancia activa: La farmacovigilancia activa es un proceso sistemático de monitoreo y recolección de información sobre la seguridad de los medicamentos, que implica la búsqueda proactiva de efectos adversos y la evaluación de su impacto en la población. Permite identificar y prevenir riesgos asociados al uso de fármacos.

129. Farmacovigilancia pasiva: La farmacovigilancia pasiva es un sistema de reporte voluntario de efectos adversos de los medicamentos por parte de profesionales de la salud, pacientes o fabricantes. Se basa en la notificación espontánea de eventos adversos y es fundamental para la detección temprana de problemas de seguridad.

130. Farmacovigilancia: La farmacovigilancia es el proceso de monitoreo y evaluación de la seguridad de los medicamentos una vez que están en el mercado. Busca detectar, evaluar y prevenir efectos adversos o problemas relacionados con el uso de fármacos. La farmacovigilancia es el proceso de monitoreo y evaluación de la seguridad de los medicamentos una vez que están en el mercado. Busca detectar, evaluar y prevenir efectos adversos o problemas relacionados con el uso de fármacos.

131. Fase de absorción: La fase de absorción es el período que transcurre desde la administración de un fármaco hasta que alcanza la circulación sistémica. Depende de la vía de administración y las características fisicoquímicas del medicamento.

132. Fase de distribución: La fase de distribución es el período en el que el fármaco se reparte desde la circulación sanguínea a los diferentes tejidos y órganos del organismo. Depende de factores como el flujo sanguíneo, la unión a proteínas y la liposolubilidad.

133. Fase de eliminación: La fase de eliminación es el período en el que el fármaco y sus metabolitos son excretados del organismo, principalmente por vía renal. Depende de la filtración glomerular y la secreción tubular.

134. Fase de metabolismo: La fase de metabolismo es el período en el que el fármaco se transforma en metabolitos por enzimas, principalmente en el hígado. Puede dar lugar a metabolitos activos o inactivos.

135. Forma farmacéutica: Presentación física de un fármaco para su administración. Las formas farmacéuticas son los diferentes modos en que se preparan y presentan los fármacos para facilitar su administración y mejorar su eficacia terapéutica.

136. Fracaso terapéutico: El fracaso terapéutico es la incapacidad de un tratamiento farmacológico para lograr los objetivos terapéuticos deseados. Puede deberse a múltiples factores como resistencia, reacciones adversas, incumplimiento o problemas farmacocinéticos.

137. Gel: Forma farmacéutica semisólida para aplicación tópica. Los geles son formas farmacéuticas semisólidas de apariencia traslúcida y consistencia firme, compuestas por un sistema coloidal de partículas dispersas en un líquido, diseñados para su aplicación sobre la piel o membranas mucosas.

138. Gotas: Forma farmacéutica líquida para administración ocular o otológica. Las gotas son formas farmacéuticas líquidas estériles diseñadas para su administración en los ojos (colirios) o en los oídos (gotas óticas), que contienen uno o más fármacos activos disueltos en un vehículo adecuado

139. Índice de margen terapéutico: El índice de margen terapéutico es la relación entre la dosis terapéutica de un fármaco y la dosis tóxica. Cuanto mayor sea este índice, más seguro es el fármaco, ya que indica un amplio margen de seguridad entre la dosis efectiva y la dosis que puede causar efectos adversos.

140. Índice terapéutico: El índice terapéutico es la relación entre la dosis tóxica y la dosis terapéutica de un fármaco. Cuanto mayor es el índice, más seguro es el fármaco, ya que indica un amplio margen entre la dosis efectiva y la dosis tóxica.

141. Índice terapéutico: Relación entre la dosis efectiva y la dosis tóxica. Relación entre la dosis efectiva y la dosis tóxica. El índice terapéutico es un parámetro que indica la seguridad de un fármaco, siendo mayor cuando la dosis efectiva es significativamente menor que la dosis tóxica, lo que sugiere un margen de seguridad amplio.

142. Ineficacia terapéutica: La ineficacia terapéutica se refiere a la falta de efecto deseado de un fármaco en un paciente. Puede deberse a dosis inadecuadas, variabilidad de respuesta, interacciones, resistencia o problemas farmacocinéticos como baja biodisponibilidad.

143. Interacción medicamentosa: Efecto que se produce cuando dos o más fármacos se administran conjuntamente. Una interacción medicamentosa ocurre cuando dos o más fármacos interactúan entre sí al ser administrados simultáneamente, pudiendo potenciar, disminuir o modificar los efectos de cada medicamento, lo que puede afectar su eficacia o seguridad.

144. Interacciones farmacocinéticas: Las interacciones farmacocinéticas son los efectos que ocurren cuando dos o más fármacos interactúan en los procesos de absorción, distribución, metabolismo o eliminación en el organismo. Pueden alterar la concentración plasmática de los medicamentos y afectar su eficacia y seguridad.

145. Interacciones farmacodinámicas: Las interacciones farmacodinámicas son los efectos que ocurren cuando dos o más fármacos interactúan en el sitio de acción o en los mecanismos de acción en el organismo. Pueden potenciar, disminuir o modificar los efectos farmacológicos de los medicamentos.

146. Interacciones medicamentosas: Las interacciones medicamentosas se refieren a los efectos que ocurren cuando dos o más fármacos se administran juntos, pudiendo potenciar, disminuir o alterar los efectos de cada uno. Estas interacciones pueden afectar la eficacia terapéutica o aumentar el riesgo de efectos adversos.

147. Interacciones medicamentosas: Las interacciones medicamentosas se refieren a los efectos que ocurren cuando dos o más fármacos se administran juntos, pudiendo potenciar, disminuir o alterar los efectos de cada uno. Estas interacciones pueden afectar la eficacia terapéutica o aumentar el riesgo de efectos adversos. Son modificaciones en los efectos de un fármaco causados por la administración concomitante de otro medicamento. Pueden alterar la absorción, distribución, metabolismo o eliminación de los fármacos.

148. Intervalo de dosificación: Tiempo entre dos dosis de un fármaco. El intervalo de dosificación es el periodo de tiempo que debe transcurrir entre cada dosis de un fármaco para mantener niveles terapéuticos adecuados en el organismo y evitar efectos adversos por acumulación.

149. Intervalo de dosificación: El intervalo de dosificación es el tiempo que transcurre entre la administración de dos dosis consecutivas de un fármaco. Depende de la semivida de eliminación y se ajusta para mantener concentraciones terapéuticas adecuadas. Tiempo entre dos dosis de un fármaco5. El intervalo de dosificación es el periodo de tiempo que debe transcurrir entre cada dosis de un fármaco para mantener niveles terapéuticos adecuados en el organismo y evitar efectos adversos por acumulación.

150. Intoxicación: Estado de envenenamiento producido por un fármaco. La intoxicación ocurre cuando la concentración de un fármaco en el organismo es tan alta que produce efectos adversos graves, que pueden poner en riesgo la vida del paciente.

151. Inyectable: Forma farmacéutica líquida para administración parenteral. Las formas farmacéuticas inyectables son soluciones, suspensiones o emulsiones estériles que contienen uno o más fármacos activos, diseñadas para su administración por vía parenteral, como intramuscular, subcutánea o intravenosa.

152. Metabolismo aumentado: Un metabolismo aumentado implica una mayor velocidad de transformación del fármaco en metabolitos, lo que reduce sus concentraciones plasmáticas. Puede deberse a inducción enzimática por otros fármacos o factores genéticos que aceleran el metabolismo.

153. Metabolismo: Proceso por el cual un fármaco es transformado en metabolitos. Proceso por el cual un fármaco es transformado en metabolitos. El metabolismo ocurre principalmente en el hígado y puede dar lugar a metabolitos activos o inactivos.

154. Monitoreo terapéutico: Seguimiento de la respuesta a un fármaco. El monitoreo terapéutico implica evaluar la eficacia y seguridad de un tratamiento farmacológico a través de la medición de parámetros clínicos o de laboratorio para ajustar la dosis según la respuesta del paciente.

155. Monitoreo terapéutico: Seguimiento de la respuesta a un fármaco5. El monitoreo terapéutico implica evaluar la eficacia y seguridad de un tratamiento farmacológico a través de la medición de parámetros clínicos o de laboratorio para ajustar la dosis según la respuesta del paciente.

156. No respuesta al tratamiento: La no respuesta al tratamiento se refiere a la ausencia de mejoría clínica en un paciente después de la administración de un fármaco. Puede deberse a ineficacia del medicamento, dosis inadecuadas, resistencia o problemas farmacocinéticos.

157. Pendiente de la curva dosis concentración: La pendiente de la curva dosis-concentración indica la magnitud del cambio en la concentración plasmática de un

fármaco en respuesta a un cambio en la dosis. Refleja la sensibilidad del fármaco a los cambios de dosis.

158. Pérdida de eficacia: La pérdida de eficacia ocurre cuando un fármaco que inicialmente fue efectivo deja de serlo en un paciente. Puede deberse a desarrollo de tolerancia, resistencia adquirida o cambios en la farmacocinética y farmacodinámica del medicamento.

159. Pico de concentración: El pico de concentración se refiere al valor máximo de concentración plasmática de un fármaco alcanzado después de su administración. Representa la Cmax o concentración máxima.

160. Potencia: La potencia de un fármaco se refiere a la cantidad necesaria para producir un efecto determinado. Cuanto menor es la dosis requerida para producir un efecto, mayor es la potencia del fármaco.

161. Potenciación: La potenciación se refiere al aumento del efecto de un fármaco por la acción de otro fármaco o sustancia. El fármaco potenciador no produce efecto por sí solo, pero aumenta la respuesta al fármaco principal.

162. Quimioterapia: Tratamiento con fármacos quimioterapéuticos. La quimioterapia es un tipo de tratamiento contra el cáncer que utiliza fármacos citotóxicos para destruir células tumorales.

163. Reacciones adversas a fármacos: Las reacciones adversas a fármacos son efectos no deseados causados por la administración de un medicamento. Pueden deberse a dosis excesivas, interacciones, reacciones idiosincrásicas o problemas farmacocinéticos.

164. Receptor farmacológico: Un receptor farmacológico es una proteína en la superficie de una célula o dentro de ella que se une a un fármaco específico y desencadena una respuesta biológica. Los receptores son el blanco de acción de muchos fármacos.

165. Receptor: Proteína que se une a un fármaco para producir un efecto. Proteína que se une a un fármaco para producir un efecto. Los receptores son estructuras celulares específicas donde los fármacos se unen para desencadenar una respuesta biológica.

166. Receptor: Un receptor es una molécula, generalmente una proteína, que se encuentra en la superficie o interior de las células y que se une a sustancias específicas, como fármacos o neurotransmisores, para producir una respuesta biológica.

167. Recurrencia de la enfermedad: La recurrencia de la enfermedad se refiere a la reaparición de los síntomas o signos de una patología después de un período de mejoría o remisión. Puede deberse a falla terapéutica, desarrollo de resistencia o problemas de cumplimiento del tratamiento.

168. Resistencia a fármacos antivirales: La resistencia a fármacos antivirales es la capacidad de los virus para resistir los efectos de los medicamentos antivirales, lo que dificulta el tratamiento de enfermedades virales como el VIH, la gripe o el herpes. Esta resistencia puede surgir por mutaciones genéticas en el virus.

169. Resistencia adquirida: La resistencia adquirida se refiere al desarrollo de mecanismos de resistencia en células, tejidos u organismos después de la exposición repetida a un fármaco. Puede deberse a mutaciones genéticas o adaptaciones fisiológicas que confieren resistencia.

170. Resistencia bacteriana: La resistencia bacteriana es la capacidad de las bacterias de resistir los efectos de los antibióticos u otros agentes antimicrobianos. Puede deberse a mecanismos como la expulsión del fármaco, modificación del sitio de acción o inactivación enzimática.

171. Resistencia farmacológica: La resistencia farmacológica es la capacidad de un organismo o célula para resistir los efectos de un fármaco. Puede deberse a

mecanismos como la expulsión del fármaco, modificación del receptor o metabolismo acelerado.

172. Resistencia farmacológica: La resistencia farmacológica se refiere a la capacidad de células, tejidos u organismos de resistir los efectos de un fármaco. Puede deberse a mecanismos como la expulsión del fármaco por transportadores ABC, alteraciones en el sitio de acción o metabolismo acelerado.

173. Resistencia viral: La resistencia viral es la capacidad de los virus de resistir los efectos de los fármacos antivirales. Ocurren principalmente por mutaciones genéticas en el virus que alteran su susceptibilidad a los medicamentos.

174. Semivida de eliminación (t1/2): La semivida de eliminación (t1/2) es el tiempo requerido para que la concentración plasmática de un fármaco disminuya a la mitad de su valor inicial. Depende de la constante de eliminación y refleja la persistencia del fármaco en el organismo.

175. Sensibilización: La sensibilización es el fenómeno opuesto a la tolerancia, en el cual la respuesta a un fármaco aumenta con la administración repetida. Requiere dosis cada vez menores para producir el mismo efecto.

176. Sinergismo: El sinergismo ocurre cuando la combinación de dos o más fármacos produce un efecto mayor de lo esperado en base a sus efectos individuales. Los fármacos sinérgicos potencian mutuamente sus efectos.

177. Solución: Forma farmacéutica líquida que contiene un fármaco activo. Las soluciones son formas farmacéuticas líquidas homogéneas que contienen uno o más fármacos activos disueltos en un solvente adecuado, como agua o propilenglicol, y pueden administrarse por diferentes vías.

178. Supositorio: Forma farmacéutica sólida para administración rectal. Los supositorios son formas farmacéuticas sólidas de forma cónica o cilíndrica,

diseñadas para su administración rectal, donde se derriten a la temperatura corporal liberando el fármaco activo.

179. Suspensión: Forma farmacéutica líquida que contiene partículas sólidas de un fármaco activo. Las suspensiones son formas farmacéuticas líquidas heterogéneas que contienen partículas sólidas de un fármaco activo dispersas en un medio líquido, diseñadas para su administración oral o tópica.

180. Sustancia activa: La sustancia activa es el componente de un medicamento responsable de producir el efecto terapéutico deseado. Es el principio activo que confiere la actividad farmacológica al medicamento y puede ser de origen sintético o natural.

181. Tableta: Forma farmacéutica sólida que contiene un fármaco activo. Las tabletas son formas farmacéuticas sólidas compuestas por un fármaco activo y excipientes, diseñadas para su administración oral y que deben desintegrarse y disolverse en el tracto gastrointestinal.

182. Terapia génica: La terapia génica es una estrategia terapéutica que consiste en la introducción de material genético en las células de un individuo para corregir un defecto genético o tratar una enfermedad. Busca modificar la expresión génica para obtener un efecto terapéutico.

183. Tiempo de concentración mínima eficaz (MTC): El tiempo de concentración mínima eficaz (MTC) es el intervalo de tiempo durante el cual la concentración plasmática de un fármaco se mantiene por encima del umbral necesario para producir el efecto terapéutico deseado.

184. Tiempo de concentración tóxica mínima (TTC): El tiempo de concentración tóxica mínima (TTC) es el intervalo de tiempo durante el cual la concentración plasmática de un fármaco se mantiene por debajo del umbral que produce efectos adversos o tóxicos.

185. Tiempo para alcanzar Cmax (Tmax): El tiempo para alcanzar Cmax (Tmax) es el intervalo de tiempo que transcurre desde la administración del fármaco hasta que se alcanza la concentración máxima (Cmax) en plasma. Depende de la velocidad de absorción del medicamento.

186. Tmax: Tiempo en que se alcanza la concentración máxima de un fármaco en el plasma sanguíneo. Tiempo en que se alcanza la concentración máxima de un fármaco en el plasma sanguíneo15. El Tmax depende de la velocidad de absorción del fármaco y de la vía de administración

187. Tolerancia a fármacos: La tolerancia a fármacos es la disminución de la respuesta a un fármaco con el tiempo, lo que requiere dosis cada vez mayores para lograr el mismo efecto terapéutico. Puede ocurrir en el uso prolongado de ciertos medicamentos y puede limitar su eficacia a largo plazo.

188. Tolerancia a medicamentos: La tolerancia a medicamentos es un estado en el cual se requiere dosis cada vez mayores de un fármaco para producir el mismo efecto terapéutico. Puede deberse a procesos de adaptación fisiológica oa cambios en la farmacocinética y farmacodinámica del fármaco.

189. Tolerancia: La tolerancia se refiere a la disminución de la respuesta a un fármaco con la administración repetida. Requiere dosis cada vez mayores para mantener el mismo efecto. Puede deberse a cambios fisiológicos o farmacológicos.

190. Toxicidad: Efecto adverso grave producido por un fármaco. La toxicidad se refiere a los efectos dañinos o perjudiciales de un fármaco, que pueden ser locales o sistémicos, y variar en gravedad desde leves hasta potencialmente mortales. Se refiere a la capacidad de un fármaco para producir efectos nocivos en el organismo. Puede manifestarse como efectos secundarios no deseados y, en casos graves, puede poner en riesgo la salud del paciente.

191. Variabilidad de respuesta: La variabilidad de respuesta se refiere a las diferencias individuales en la respuesta a un fármaco. Puede deberse a factores genéticos, fisiológicos, patológicos o ambientales que afectan la farmacocinética y farmacodinámica.

192. Ventana terapéutica: La ventana terapéutica es el rango de dosis de un fármaco en el que se obtiene el efecto terapéutico deseado sin producir efectos tóxicos inaceptables. Es el margen entre la dosis efectiva y la dosis tóxica.

193. Vía de administración: Ruta por la cual un fármaco se introduce en el organismo. Las vías de administración determinan cómo un fármaco es absorbido, distribuido, metabolizado y eliminado por el cuerpo, es la ruta por la cual se introduce un fármaco en el organismo, como oral, intravenosa, tópica, entre otras. La elección de la vía de administración influye en la velocidad y la eficacia con la que el fármaco actúa en el cuerpo.

194. Vía epidural: Administración de fármacos en el espacio epidural. La vía epidural se utiliza para administrar fármacos que requieren una acción local en la médula espinal, como los anestésicos.

195. Vía inhalatoria: Administración de fármacos por inhalación. La vía inhalatoria se utiliza para tratar afecciones respiratorias, como el asma, y los fármacos se absorben a través de los pulmones.

196. Vía intramuscular: Administración de fármacos en un músculo. La vía intramuscular se utiliza para administrar fármacos que requieren una absorción más rápida que la vía oral, pero más lenta que la vía intravenosa.

197. Vía intravenosa: Administración de fármacos directamente en una vena. La vía intravenosa se utiliza para administrar fármacos que requieren una acción rápida, como en situaciones de emergencia.

198. Vía oral: Administración de fármacos por boca. La vía oral es la más común y se caracteriza por la absorción del fármaco en el tracto gastrointestinal.

199. Vía parenteral: Administración de fármacos por inyección. La vía parenteral incluye la administración intramuscular, subcutánea, intravenosa, intraarterial, intraosea, intratecal y epidural.

200. Vía rectal: Administración de fármacos por supositorios. La vía rectal se utiliza para administrar fármacos que no se absorben bien por vía oral o para tratar afecciones locales del recto.

201. Vía subcutánea: Administración de fármacos bajo la piel. La vía subcutánea se utiliza para administrar fármacos que se absorben lentamente, como la insulina.

202. Vía sublingual: Administración de fármacos bajo la lengua. La vía sublingual se utiliza para administrar fármacos que se absorben rápidamente en la boca, como los nitratos.

203. Vía tópica: Administración de fármacos en la piel o mucosas. La vía tópica se utiliza para tratar afecciones locales, como la piel o los ojos, y los fármacos se absorben a través de la piel o las mucosas.

204. Vía transdérmica: Administración de fármacos a través de la piel. La vía transdérmica se utiliza para administrar fármacos que se absorben lentamente a través de la piel, como los parches transdérmicos.

205. Vida media: Tiempo que tarda un fármaco en reducir su concentración a la mitad. Tiempo que tarda un fármaco en reducir su concentración a la mitad. La vida media depende de la velocidad de eliminación del fármaco.

206. Volumen de distribución (Vd): El volumen de distribución (Vd) es un parámetro farmacocinético que relaciona la cantidad de fármaco en el organismo con su concentración plasmática. Indica el volumen hipotético en el que el fármaco estaría distribuido uniformemente para dar la concentración plasmática observada.

207. Aquí están las definiciones de los términos restantes de la lista, basadas en los resúmenes proporcionados:

208. Farmacorresistencia::Resistencia de un microorganismo o célula a los efectos de un fármaco. Puede deberse a mecanismos como la expulsión del fármaco, modificación del sitio de acción o metabolismo acelerado.

209. Dosis insuficienteCantidad de fármaco administrada es menor a la necesaria para producir el efecto terapéutico. Resulta en concentraciones plasmáticas subterapéuticas que no alcanzan el efecto deseado.

210. Interacción negativa: Efecto adverso resultante de la combinación de dos o más medicamentos. Puede alterar la farmacocinética o farmacodinámica de los fármacos, reduciendo su eficacia o aumentando la toxicidad.

211. Tolerancia: Disminución de la respuesta a un medicamento tras su uso prolongado. Requiere dosis cada vez mayores para mantener el mismo efecto terapéutico. Puede deberse a cambios fisiológicos o farmacológicos.

212. Malabsorción: Inadecuada absorción del fármaco en el tracto gastrointestinal. Reduce la cantidad de fármaco que llega a la circulación sistémica y alcanza el sitio de acción.

213. Metabolismo alterado: Cambios en la metabolización del fármaco que afectan su eficacia. Puede deberse a inducción o inhibición enzimática, o a alteraciones en la función hepática.

214. Polimedicación: Uso de múltiples medicamentos que puede llevar a interacciones y falla terapéutica. Aumenta el riesgo de interacciones farmacológicas y reacciones adversas.

215. Falla terátéutica - No respuesta: Falta de efecto terapéutico a pesar de la administración correcta del medicamento. Puede deberse a resistencia, dosis

inadecuada, interacciones o factores individuales que afectan la farmacocinética o farmacodinámica.

216. Resistencia adquirida: Desarrollo de resistencia a un fármaco durante el tratamiento. Ocurre por mutaciones genéticas o adaptaciones fisiológicas que confieren resistencia en microorganismos o células tumorales.

217. Efecto rebote: Empeoramiento de la condición al suspender abruptamente un medicamento. Puede deberse a la dependencia fisiológica o a la reactivación de la enfermedad por la supresión brusca del efecto del fármaco.

218. Cumplimiento terapéutico: Grado en que el paciente sigue las indicaciones del tratamiento. Incluye tomar los medicamentos según la dosis, frecuencia y duración prescrita.

219. Persistencia: Continuidad del tratamiento durante el tiempo prescrito. Implica que el paciente no abandona el tratamiento antes de lo indicado.

220. Regimen posológico: Plan de administración de un fármaco en cuanto a dosis y frecuencia. Un régimen complejo puede dificultar la adherencia del paciente.

221. Autoeficacia: Confianza del paciente en su capacidad para seguir el tratamiento. Influye en la motivación y persistencia del paciente para cumplir con el tratamiento.

222. Recordatorio de medicación: Herramientas o sistemas que ayudan al paciente a recordar tomar sus medicamentos. Pueden ser alarmas, aplicaciones móviles, pastilleros, etc.

223. Educación al paciente: Provisión de información y formación para mejorar la adherencia. Incluye explicar la importancia del tratamiento, posibles efectos adversos y cómo tomar los medicamentos.

224. Simplificación del tratamiento: Reducción del número de dosis o complejidad del régimen terapéutico. Facilita que el paciente pueda seguir el tratamiento de manera más sencilla.

225. Motivación del paciente: Factores que influyen en la disposición del paciente a seguir el tratamiento. Incluye la percepción de la enfermedad, creencias sobre los medicamentos y apoyo social.

226. Estrategia de adherencia al tratamiento - Soporte social: Apoyo de familiares y amigos para cumplir con el tratamiento. Mejora la adherencia al tratamiento al brindar acompañamiento y recordatorios al paciente.

227. Revisión de medicación: Evaluación regular de todos los medicamentos que toma un paciente. Permite identificar y resolver problemas relacionados con los medicamentos que puedan afectar la adherencia.

228. Buenas Prácticas de Dispensación (BPD): Normas y procedimientos para la correcta dispensación de medicamentos. Incluyen la verificación de la prescripción, información al paciente y registro de la dispensación.

229. Buenas Prácticas de Prescripción (BPP): Normas para la prescripción segura y eficaz de medicamentos. Implican la selección adecuada del fármaco, dosis, vía y frecuencia de administración.

230. Buenas Prácticas de Manufactura (BPM): Normas para la producción segura y de calidad de medicamentos. Garantizan que los medicamentos cumplan con los estándares de calidad, seguridad y eficacia.

231. Buenas Prácticas Clínicas (BPC): Normas éticas y científicas para la realización de ensayos clínicos. Aseguran la protección de los derechos, seguridad y bienestar de los participantes en estudios clínicos.

232. Buenas Prácticas de Almacenamiento: Procedimientos para el almacenamiento adecuado de medicamentos. Garantizan que los medicamentos se conserven en condiciones apropiadas de temperatura, humedad y seguridad.

233. Buenas Prácticas de Farmacovigilancia: Normas para el seguimiento y reporte de efectos adversos de medicamentos. Permiten la detección, evaluación, comprensión y prevención de los efectos adversos de los medicamentos.

234. Protocolo clínico: Conjunto de normas y procedimientos para la administración de tratamientos. Estandariza y optimiza el manejo de enfermedades y condiciones clínicas.

235. Consentimiento informado: Proceso de informar y obtener autorización del paciente para el tratamiento. Garantiza que el paciente comprenda los riesgos y beneficios del tratamiento antes de aceptarlo.

236. Revisión sistemática: Evaluación de la evidencia científica para guiar las prácticas clínicas. Sintetiza la mejor evidencia disponible para fundamentar la toma de decisiones en salud.

237. Capacitación continua: Formación regular del personal de salud en buenas prácticas. Mantiene actualizados los conocimientos y habilidades del personal para brindar una atención de calidad. A continuación, se presentan normatividad colombiana vigentes relacionadas con la responsabilidad médica frente al uso de medicamentos o fármacos, distribuidas en columnas para las siguientes profesiones: médico, enfermero y servicio farmacéutico.

NORMATIVA COLOMBIANA RELACIONADA CON PRACTICAS CLÍNICAS BASADAS EN TRATAMIENTO FARMACOLÓGICO Y RESPONSABILIDAD PROFESIONAL

Profundizando en los aspectos relacionados con funciones, actividades, responsabilidades según el rol podemos encontrar con relación a la participación de cada profesional acciones relacionadas con uso de medicamentos y la respectiva educación sanitaria.

Normativa Colombiana	Profesión Médica	Profesión Enfermero	Profesión Servicio Farmacéutico
Ley 1164 de 2007	Si	Si	Si
Decreto 780 de 2016	Si	Si	Si
Resolución 2003 de 2014	Si	Si	Si
Ley 1438 de 2011	Si	Si	Si
Decreto 1011 de 2006	Si	Si	Si
Resolución 1403 de 2007	Si	Si	Si
Ley 1751 de 2015	Si	Si	Si
Decreto 1072 de 2015	Si	Si	Si
Resolución 3100 de 2019	Si	Si	Si
Ley 1949 de 2019	Si	Si	Si
Decreto 780 de 2016	Si	Si	Si
Resolución 3100 de 2019	Si	Si	Si
Ley 1949 de 2019	Si	Si	Si

Elaboración y diseño propio

NORMATIVIDAD	MEDICINA	ENFERMERÍA	SERVICIO FARMACÉUTICO
Ley 100 de 1993	Garantizar el acceso a los medicamentos esenciales.	Asegurar la correcta administración de medicamentos prescritos.	Gestionar la adquisición y distribución de medicamentos.
Ley 23 de 1981 (Código de Ética Médica)	Prescribir medicamentos de manera responsable y basada en la evidencia y hacer seguimiento al tratamiento hasta su finalización con el resto del equipo de salud.	Administrar medicamentos según la prescripción médica y protocolos establecidos.	Asegurar la calidad y seguridad de los medicamentos dispensados.
Ley 911 de 2004 (Código de Ética de Enfermería)		Supervisar y garantizar la administración segura de medicamentos.	
Resolución 1403 de 2007 (Manual de Buenas Prácticas de Farmacovigilancia)	Notificar reacciones adversas y eventos adversos relacionados con medicamentos.	Reportar cualquier reacción adversa observada durante la administración de medicamentos.	Realizar seguimiento y reporte de farmacovigilancia.
Ley 1438 de 2011	Garantizar la disponibilidad de medicamentos necesarios para el tratamiento de los pacientes.	Verificar y confirmar las dosis y vías de administración de los medicamentos.	Gestionar la logística de abastecimiento y distribución de medicamentos.
Ley 1438 de 2011 (Reforma al Sistema General de Seguridad Social en Salud)	Implementar prácticas seguras en la prescripción de medicamentos.	Aplicar y supervisar prácticas seguras en la administración de medicamentos.	Gestionar el suministro y distribución segura de medicamentos en el sistema de salud.
Resolución 2003 de 2014 (MIPRES)	Prescripción de medicamentos no POS mediante la plataforma MIPRES. Utilizar la plataforma MIPRES para la prescripción de medicamentos no POS.	Apoyar en el registro y seguimiento de medicamentos prescritos a través de MIPRES.	Facilitar el acceso y entrega de medicamentos no POS según prescripción médica.
Decreto 2200 de 2005	Prescripción y seguimiento de tratamientos farmacológicos.	Administración y monitoreo de la efectividad de los	Dispensación y orientación sobre el uso adecuado de los medicamentos.

			medicamentos administrados.
Resolución 5261 de 1994	Prescribir medicamentos incluidos en el Plan Obligatorio de Salud (POS).	Administrar medicamentos incluidos en el POS según la prescripción médica.	Dispensar medicamentos incluidos en el POS y brindar orientación a los pacientes.
Ley 1164 de 2007 (Talento Humano en Salud)	Cumplir con las normativas de formación y competencias para la prescripción de medicamentos.	Mantener la capacitación continua sobre la administración de medicamentos.	Asegurar la formación y capacitación del personal en farmacovigilancia y dispensación.
Resolución 1441 de 2013 (Guía de Práctica Clínica)	Prescribir medicamentos siguiendo las guías de práctica clínica basadas en la evidencia.	Aplicar las guías de práctica clínica en la administración de medicamentos.	Asegurar la disponibilidad de medicamentos recomendados en las guías de práctica clínica.
Resolución 2013 de 1986			Establecer y cumplir con las buenas prácticas de manufactura en la producción de medicamentos.
Resolución 1995 de 1999 (Historia Clínica)	Registrar detalladamente la prescripción y cambios en los tratamientos farmacológicos en la historia clínica.	Registrar la administración de medicamentos en la historia clínica del paciente.	Mantener registros precisos de la dispensación de medicamentos en la historia clínica del paciente.
Decreto 780 de 2016 (Compilación de Normas de Salud)	Cumplir con las normativas relacionadas con la prescripción y uso racional de medicamentos.	Administrar medicamentos conforme a las normativas y protocolos establecidos.	Garantizar el cumplimiento de las normativas en la dispensación de medicamentos.
Decreto 780 de 2016 (Prescripción de Medicamentos)	Realizar prescripciones médicas claras y completas.	Verificar la exactitud y claridad de las prescripciones antes de la administración.	Asegurar la correcta interpretación y dispensación de las prescripciones médicas.
Decreto 780 de 2016 (Talento Humano en Salud)	Mantener la competencia profesional para la prescripción de medicamentos.	Participar en programas de educación continua relacionados con la	Asegurar la capacitación continua del personal farmacéutico en la dispensación y manejo de medicamentos.

		administración de medicamentos.	
Resolución 1478 de 2006			Implementar sistemas de calidad en la producción, almacenamiento y distribución de medicamentos.
Ley 1751 de 2015 (Ley Estatutaria de Salud)	Garantizar el acceso a medicamentos necesarios como parte del derecho fundamental a la salud.	Asegurar la administración segura y efectiva de medicamentos como parte del cuidado integral del paciente.	Asegurar la disponibilidad y accesibilidad de medicamentos para la atención de salud.
Resolución 2346 de 2007 (Medicamentos Controlados)	Prescribir medicamentos controlados de acuerdo con la normativa vigente.	Administrar y controlar el uso de medicamentos controlados conforme a la prescripción médica.	Llevar registros detallados y realizar auditorías del uso de medicamentos controlados.
Ley 9 de 1979 (Normas Sanitarias)			Cumplir con las normativas sanitarias en la producción y almacenamiento de medicamentos.
Ley 276 de 1996 (Responsabilidad Médica)	Prescribir medicamentos de manera informada y responsable.	Administrar medicamentos con diligencia y siguiendo protocolos establecidos.	Dispensar medicamentos con precisión y realizar seguimiento post-dispensación.
Resolución 1043 de 2006 (Manejo del Dolor y Cuidado Paliativo)	Prescribir analgésicos y medicamentos para manejo del dolor de acuerdo con protocolos.	Administrar medicamentos para el manejo del dolor y cuidados paliativos según indicaciones médicas.	Proveer y gestionar el acceso a medicamentos para el manejo del dolor y cuidados paliativos.
Resolución 1403 de 2007 (Farmacovigilancia)	Notificar eventos adversos y participar en programas de farmacovigilancia.	Reportar reacciones adversas observadas y colaborar en la farmacovigilancia.	Coordinar programas de farmacovigilancia y gestionar reportes de eventos adversos.
Ley 1276 de 2009 (Promoción de la Salud y Prevención de la Enfermedad)	Prescribir medicamentos preventivos y promover el uso racional de medicamentos.	Apoyar en la administración de medicamentos preventivos y educar a los pacientes.	Proveer información y acceso a medicamentos preventivos y realizar actividades de promoción de la salud.

Resolución 3374 de 2000 (Buen Uso de Medicamentos)	Promover el uso racional de medicamentos en la práctica clínica.	Educar a los pacientes sobre el uso adecuado de los medicamentos.	Implementar estrategias para el uso racional de medicamentos en el servicio farmacéutico.
Decreto 3770 de 2004 (Control de Medicamentos)	Prescribir medicamentos controlados con especial precaución y conforme a la normativa.	Administrar medicamentos controlados y asegurar su almacenamiento seguro.	Mantener registros estrictos y controlar la dispensación de medicamentos controlados.
Resolución 1478 de 2006 (Buenas Prácticas de Manufactura)			Implementar sistemas de calidad en la producción, almacenamiento y distribución de medicamentos.
Resolución 5261 de 1994 (Normas sobre el Plan Obligatorio de Salud)	Prescribir medicamentos incluidos en el Plan Obligatorio de Salud (POS).	Administrar medicamentos incluidos en el POS según la prescripción médica.	Dispensar medicamentos incluidos en el POS y brindar orientación a los pacientes.
Ley 09 de 1979 (Código Sanitario Nacional)	Cumplir con normativas sanitarias para la prescripción de medicamentos.	Asegurar la administración segura de medicamentos conforme a normativas sanitarias.	Garantizar condiciones sanitarias adecuadas en la dispensación de medicamentos.
Decreto 2330 de 2006 (Régimen de Control de Medicamentos y Productos Biológicos)	Prescribir medicamentos biológicos de manera informada y basada en la evidencia.	Administrar productos biológicos conforme a la prescripción médica y protocolos establecidos.	Asegurar la calidad y seguridad en la dispensación de productos biológicos.
Resolución 288 de 2008 (Registro Sanitario de Medicamentos)	Prescribir solo medicamentos con registro sanitario vigente.	Administrar únicamente medicamentos con registro sanitario autorizado.	Dispensar medicamentos con registro sanitario y verificar su vigencia.
Ley 1966 de 2019 (Ley del Residente)	Los médicos residentes deben seguir protocolos estrictos en la prescripción de medicamentos.	Participar en la administración y supervisión de medicamentos durante su residencia.	Coordinar con los residentes en la dispensación adecuada de medicamentos.
Resolución 4816 de 2008 (Normas de Calidad para			Implementar y mantener sistemas de gestión de calidad en servicios farmacéuticos.

Servicios Farmacéuticos)			
Decreto 780 de 2016 (Prestación de Servicios de Salud)	Cumplir con normativas sobre la prestación de servicios de salud que incluyen la prescripción de medicamentos.	Aplicar normativas en la administración de medicamentos dentro de la prestación de servicios de salud.	Asegurar la correcta gestión y dispensación de medicamentos en la prestación de servicios de salud.
Resolución 2378 de 2008 (Control de Estupefacientes)	Prescribir estupefacientes y psicotrópicos conforme a la normativa vigente.	Administrar y llevar registro de estupefacientes y psicotrópicos según prescripción médica.	Mantener registros y control estricto en la dispensación de estupefacientes y psicotrópicos.
Resolución 425 de 2008 (Guías de Práctica Clínica en Cáncer)	Prescribir medicamentos oncológicos conforme a las guías de práctica clínica para cáncer.	Administrar tratamientos oncológicos siguiendo las guías de práctica clínica.	Proveer y gestionar el acceso a medicamentos oncológicos conforme a las guías de práctica clínica.
Ley 1566 de 2012 (Ley Antitabaco)	Prescribir tratamientos farmacológicos para la cesación del tabaquismo.	Apoyar en la administración de medicamentos para dejar de fumar.	Facilitar el acceso y dispensación de medicamentos para el tratamiento del tabaquismo.
Ley 1392 de 2010 (Enfermedades Huérfanas)	Prescribir tratamientos para enfermedades huérfanas conforme a la normativa vigente.	Apoyar en la administración de medicamentos para enfermedades huérfanas.	Gestionar el acceso a medicamentos para enfermedades huérfanas y realizar seguimiento post-dispensación.
Resolución 2374 de 2008 (Requisitos para la Distribución de Medicamentos)			Cumplir con los requisitos de distribución y almacenamiento de medicamentos para asegurar su calidad.
Decreto 780 de 2016 (Sistemas de Información en Salud)	Registrar electrónicamente la prescripción de medicamentos en los sistemas de información en salud.	Asegurar la correcta entrada de datos sobre la administración de medicamentos en los sistemas de información en salud.	Gestionar los datos de dispensación de medicamentos en los sistemas de información en salud.

Ley 1482 de 2011 (Antidiscriminación en Salud)	Prescribir medicamentos sin discriminación y conforme a las necesidades de cada paciente.	Administrar medicamentos asegurando un trato igualitario y sin discriminación.	Proveer medicamentos sin discriminación y conforme a las necesidades de cada paciente.
Resolución 4003 de 2008 (Seguridad del Paciente)	Implementar prácticas seguras en la prescripción de medicamentos para garantizar la seguridad del paciente.	Asegurar la administración de medicamentos conforme a prácticas seguras y protocolos establecidos.	Implementar sistemas de seguridad en la dispensación de medicamentos para evitar errores y eventos adversos.
Decreto 3554 de 2004 (Regulación de Productos Naturales y Homeopáticos)	Prescribir productos naturales y homeopáticos conforme a la normativa vigente.	Administrar productos naturales y homeopáticos según la prescripción médica y normativa vigente.	Asegurar la calidad y seguridad en la dispensación de productos naturales y homeopáticos.

Elaboración y diseño propio

Oda a la salud en manos de los Héroes de batas blancas
(Inspiración propia)

En un mundo lleno de esperanza,

los estudiantes de salud avanzan,

con libros y sueños en la mano,

aprendiendo a cuidar al ser humano.

¡Oh, los medicamentos, nuestra guía!

Son las herramientas que dan alegría,

curan dolores, sanan heridas,

mejoran la salud y nuestras vidas.

En laboratorios y aulas brillantes,

exploran conocimientos desafiantes,

desde fórmulas hasta la práctica,

con pasión, su vocación es mágica.

Cada pastilla, un rayo de luz,

cada jarabe, un dulce impulso,

con conocimiento y dedicación,

construyen un futuro de sanación.

¡Oh, los medicamentos, nuestra guía!

Son las herramientas que dan alegría,

curan dolores, sanan heridas,

mejoran la salud y nuestras vidas.

En hospitales, con corazones valientes,

enfermeros y doctores, siempre presentes,

recetan alivio, brindan cuidado,

con su sabiduría, un mundo mejorado.

¡Oh, los medicamentos, nuestra guía!

Son las herramientas que dan alegría,

curan dolores, sanan heridas,

mejoran la salud y nuestras vidas.

Cada dosis medida con precisión,

es un paso hacia la protección,

estudiantes dedicados a la misión,

de hacer del mundo un lugar de sanación.

Con ciencia y amor, avanzan sin parar,

en cada paciente, una historia de sanar,

los medicamentos, sus grandes aliados,

en la salud, sus sueños plasmados.

¡Oh, los medicamentos, nuestra guía!

Son las herramientas que dan alegría,

curan dolores, sanan heridas,

mejoran la salud y nuestras vidas.

¡Sí, mejoran la salud y nuestras vidas! DC

REFERENCIAS BIBLIOGRAFICAS

Afanador, AA (2012). Simulación clínica y aprendizaje emocional. Revista Colombiana de Psiquiatría, 41 , 44-51.

Arcos, LD y Góngora, LM (2017). Percepción de satisfacción de los estudiantes de enfermería en el uso de la simulación clínica. Ra Ximhai, 13 , 63-76.

Brenner, G. M., & Stevens, C. W. (2018). Pharmacology (5th ed.). Elsevier.

Brunton, L. L., Hilal-Dandan, R., & Knollmann, B. C. (2018). Goodman & Gilman's: The Pharmacological Basis of Therapeutics (13th ed.). McGraw-Hill Education.

Carvajal et all. (2023). Nivel de satisfacción de la simulación clínica en estudiantes de fisioterapia de una institución de educación superior de la ciudad de Cali-Colombia. *Retos* .

Carvajal, NC, Daza Arana, JE, Urrea Arango, DC, Segura Ordoñez, A., Vásquez Moreno, C., Solarte Rosero, AS, & Pinto Narváez, K. (2023). Nivel de satisfacción de la simulación clínica en estudiantes de fisioterapia de una institución de educación superior de la ciudad de Cali-Colombia. Retos.

Cheng, A., Cheng, Y., & Chan, M. (2022). Debriefing in simulation-based medical education: A systematic review. Journal of Educational Evaluation for Health Professions, 19, 1-14.

Copstead, L. C., & Banasik, J. L. (2019). Pathophysiology (6th ed.). Elsevier.

Díaz-Salas, L. (2021). Impacto de la simulación clínica en la evaluación y metodología de aprendizaje. Informador Técnico .

Dipiro, J. T., Talbert, R. L., Yee, G. C., Matzke, G. R., Wells, B. G., & Posey, L. M. (2020). Pharmacotherapy: A Pathophysiologic Approach (11th ed.). McGraw-Hill Education.

Doria, C., Pellino, G., De Vito, A., & La Rosa, G. (2023). Simulation-based medical education in pharmacology: A systematic review. Journal of Pharmacy Practice and Research, 53(1), 1-10.

Dreyfus, H. L. et all. (2015). Mind over machine: The power of human intuition and expertise in the era of the computer. Simon and Schuster.

Firpo et all. (2022). Desarrollo de la zona 0 de Roussin para Programas de Simulación Clínica en el pregrado en Enfermería. La intersección de saberes disciplinares, pedagógicos y tecnológicos en contexto de pandemia. *Hermenéutica* .

Gallagher, J. C., & Tisdale, J. E. (2019). Pharmacotherapy: A Pathophysiologic Approach (11th ed.). McGraw-Hill Education.

Golan, D. E., Tashjian, A. H., Armstrong, E. J., & Armstrong, A. W. (2017). Principles of Pharmacology: The Pathophysiologic Basis of Drug Therapy (4th ed.). Wolters Kluwer.

Goodman & Gilman's Manual of Pharmacology (14th ed.). (2018). McGraw-Hill Medical.

Grossman, S. C., & Porth, C. M. (2021). Porth's Pathophysiology: Concepts of Altered Health States (10th ed.). Wolters Kluwer.

Hammer, G. D., & McPhee, S. J. (2019). Pathophysiology of Disease: An Introduction to Clinical Medicine (8th ed.). McGraw-Hill Education.

Huether, S. E., & McCance, K. L. (2020). Understanding Pathophysiology (7th ed.). Elsevier.

Jonas, S. (2013). Deconstructing deconstruction: The limits of literary theory. University of Wisconsin Press.

Katzung, B. G. (2020). "Pharmacology: Examination and Board Review." In Katzung & Trevor's Pharmacology: Examination and Board Review (14th ed., pp. 1-14). McGraw-Hill Education.

Katzung, B. G., & Treverso, J. J. (2018). Farmacología básica y clínica. McGraw-Hill Interamericana.

Katzung, B. G., & Trevor, A. J. (2021). Basic & Clinical Pharmacology (15th ed.). McGraw-Hill Education.

Kim, S. G., Lim, H. S., Cheong, H. K., Kim, C. S., & Seo, H. J. (2007). Incidence and risk factors of insulin resistance syndrome in 20-59 year-old Korean male workers. *Journal of Korean medical science, 22*(6), 968–972. https://doi.org/10.3346/jkms.2007.22.6.968

Kneebone, R. (2016). The value of simulation in medical education. Medical Education, 50(5), 502-502.

Kumar, V., & Clark, R. (2020). "Clinical pharmacology and therapeutics." In Kumar & Clark's Clinical Medicine (9th ed., pp. 1-14). Elsevier.

Leal-Costa, C. (2022). El papel de la simulación clínica en el desarrollo de las habilidades de comunicación en los profesionales sanitarios. REVISTA ESPAÑOLA DE COMUNICACIÓN EN SALUD

Löscher, W., & Schmidt, R. F. (2020). Clinical Pharmacokinetics and Pharmacodynamics. Springer Nature.

Medina, MD, Bustamante, CG, Rojas, HJ, Salas, LM, Valencia, JS, & Escobedo, JR (2015). Nivel de satisfacción de estudiantes en el diseño e implementación del laboratorio de simulación virtual en la Sección de Farmacología de la Facultad de Medicina de la UNMSM. *Horizonte Médico, 15* , 51-56.

Moon, J. A. (2013). Learning through reflection: A guide to informal reflective practice and self-assessment. Routledge.

Mycek, M. J., Harvey, R. A., & Champe, P. C. (2020). Lippincott's Illustrated Reviews: Pharmacology (7th ed.). Wolters Kluwer.

Norman, G. R. (2014). Debriefing for meaningful learning. Medical Education, 48(5), 491-492.

Porth, C. M., & Matfin, G. (2019). Pathophysiology: Concepts of Altered Health States (10th ed.). Wolters Kluwer.

Rang, H. P., Ritter, J. M., Flower, R. J., & Henderson, G. (2020). Rang & Dale's Pharmacology (9th ed.). Elsevier.

Ritter, J. M., Flower, R. J., Henderson, G., & Loke, Y. K. (2020). Rang & Dale's Pharmacology (9th ed.). Elsevier.

Rosenthal, L. D., & Burchum, J. R. (2021). Lehne's Pharmacology for Nursing Care (11th ed.). Elsevier.

Rudolph, J. W., Simon, R., & Raemer, D. B. (2014). Establishing a safe container for learning in simulation: The role of the presimulation briefing in fostering psychological safety. Simulation in Healthcare, 9(6), 339-349.

Sáenz-Campos et all. (2020). Enseñanza de farmacología a los futuros médicos mediante simulación clínica. *Matemáticas Aplicadas y Computación, 62* , 156-157.

Salas, E., Tannenbaum, S. I., Kraiger, K., & Smith-Jentsch, K. (2012). The science of debriefing: An evidence-based approach. Routledge.

Sánchez, G., Coloma, LM, López, TM y Montenegro, WT (2020). Percepción de los estudiantes de Medicina sobre la utilización de los pacientes simulados como estrategia para el entrenamiento en el manejo integral de pacientes. Educación Médica .

Savage, E. (2021). Debriefing in simulation-based education: A critical review. Medical Education Online, 26(1), 1-10.

Schön, D. A. (1991). The reflective practitioner: How professionals think in action. Basic Books.

Sotomayor-Contreras, VE, Angulo-Fernández, SA, Salgado-López, ME, Ríos-Teiller, MI, & Winckler-Goñi, RA (2022). Encuesta sobre la implementación de la simulación clínica en kinesiología: situación actual en Chile. Revista Latinoamericana de Simulación Clínica

Sutcliffe, K. M., & Schoonhoven, C. (2013). Improving patient safety through teamwork and simulation. Springer.

Viecili, PR, Bündchen, DC, Richter, CM, Dipp, T., Lamberti, DB, Pereira, A.M., Barbosa, LD, Rubin, AC, Barbosa, EG y Panigas, TF (2009). Curva dosis-respuesta del ejercicio en hipertensos: analice el número de sesiones para lograr un efecto hipotensor. *Arquivos Brasileiros De Cardiología, 92* , 393-399.

Villegas Stellyes, CE, Martínez Sánchez, LM, Jaramillo Jaramillo, LI, Restrepo Restrepo, NA, & Serna Corredor, DS (2021). Percepción estudiantil sobre el modelo educativo basado en la simulación. Archivos de Medicina (Manizales), 21

Wecker, L., Crespo, L. M., Dunaway, G., Faingold, C., & Dunaway, S. (2017). Brody's Human Pharmacology: Molecular to Clinical (6th ed.). Elsevier.

Whalen, K., Finkel, R., & Panavelil, T. A. (2019). Lippincott Illustrated Reviews: Pharmacology (7th ed.). Wolters Kluwer.

Wiggins, G. (2014). Educating for healthcare: Professionalism and values. Blackwell Publishing.

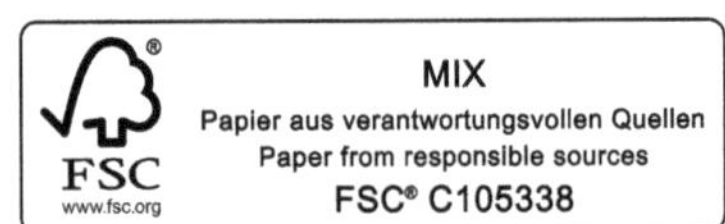

Printed by Books on Demand GmbH, Norderstedt / Germany